高血压，
五步控制

Mayo Clinic 5 Steps to
Controlling High Blood Pressure

预防和管理高血压的
必备生活指南

［美］谢尔顿·G. 谢普斯（Sheldon G. Sheps, M.D.）
主　编

胡大一
主　译

U0239821

译者

胡大一　丁荣晶　刘　靖　丁荣华

刘业发　刘　博　王青伟　苏晓凤

杨　靓喜杨　韩　山　马志毅

（译者来自北京大学人民医院、

中国医学科学院北京协和医院）

北京科学技术出版社

MAYO CLINIC 5 STEPS TO CONTROLLING HIGH BLOOD PRESSURE, 2nd edition

by SHELDON G. SHEPS, M.D.

Copyright © 2015 Mayo Foundation for Medical Education and Research (MFMER); Revision 2018

Published by arrangement with Nordlyset Literary Agency

through Bardon-Chinese Media Agency

Simplified Chinese translation copyright © 2024

by Beijing Science and Technology Publishing Co., Ltd.

ALL RIGHTS RESERVED

著作权合同登记号 图字：01-2021-1694

图书在版编目（CIP）数据

高血压，五步控制：预防和管理高血压的必备生活指南 /（美）谢尔顿·G. 谢普斯（Sheldon G. Sheps）主编；胡大一主译. —北京：北京科学技术出版社，2024.2

书名原文：MAYO CLINIC 5 STEPS TO CONTROLLING HIGH BLOOD PRESSURE

ISBN 978-7-5714-3086-3

Ⅰ.①高… Ⅱ.①谢… ②胡… Ⅲ.①高血压—防治—指南 Ⅳ.①R544.1-62

中国国家版本馆CIP数据核字（2023）第111064号

责任编辑：赵美蓉	**电　话**：0086-10-66135495（总编室）	
责任校对：贾　荣	0086-10-66113227（发行部）	
责任印制：吕　越	**网　址**：www.bkydw.cn	
图文制作：北京锋尚制版有限公司	**印　刷**：北京宝隆世纪印刷有限公司	
出 版 人：曾庆宇	**开　本**：710 mm×1000 mm　1/16	
出版发行：北京科学技术出版社	**字　数**：233 千字	
社　　址：北京西直门南大街 16 号	**印　张**：13.5	
邮政编码：100035	**版　次**：2024 年 2 月第 1 版	
ISBN 978-7-5714-3086-3	**印　次**：2024 年 2 月第 1 次印刷	

定　　价：89.00元

译者序

近年来，我国的高血压患病率仍在持续增长，而且呈现发病年轻化趋势。目前，在我国 18 岁以上的成人中，约有 3.3 亿患有高血压。高血压是导致心脑血管疾病最常见也是首要的危险因素，但这种危险因素是可防可控的。高血压是一种常见、多发并普遍存在的疾病，目前我国的高血压知晓率为 51.6%，治疗率为 45.8%，控制率（达标率）为 16.8%，即大约半数高血压患者并不知道自己血压偏高，而那些已知自己患有高血压的患者也有部分未接受药物治疗或非药物治疗，80% 以上的高血压患者都未能将血压控制在正常水平。

进一步提升我国居民对高血压的知晓率、治疗率和控制率，对预防冠状动脉粥样硬化性心脏病、心肌梗死和脑卒中等心血管疾病来说，不仅意义重大，而且投入相对合理，是降低心血管疾病发生率的明确着力点和抓手。高血压的致病因素不仅包括家族史，更重要、更普遍存在的是不健康的生活方式。

高血压是一种临床综合征，常伴有其他疾病。研究结果显示，高血压患者中约有75% 伴有糖耐量异常，30.5% 伴有肥胖症，90% 伴有高尿酸血症。睡眠呼吸暂停是高血压患者较为常见的症状，也是导致高血压患者血压升高和血压控制不良的重要因素。

我期望有一本既科学又通俗易懂的高血压防治科普读物，可以指导广大高血压患者自己成为血压管理的第一责任人。由美国 Mayo Clinic 出版的《高血压，五步控制》是一本非常实用并值得推荐的精品读物！本书简明系统地向大家介绍了：

1. 高血压的发病机制，哪些因素会加重高血压？
2. 如何诊断高血压？
3. 如何治疗高血压？

尤其在高血压的治疗篇，作者不仅简明系统地介绍了高血压合理规范的用药方法，而且强调了非药物治疗，即生活方式干预——合理膳食（如限盐）、适度运动、戒烟限酒和心理平衡，加上前述的合理规范用药，就构成了所谓的降压五步法。降压五步法实际上就是我在 2012 年提出的既适用于高血压，也适用于其他所有慢性病（非传染性疾病）预防、治疗和康复的"五大处方"，即药物处方（药物安全性、有效性和依从性）、运动处方、营养处方、精神心理 / 睡眠处方和戒烟限酒处方。只有夯实健康生活方式的基石，才能充分发挥药物的治疗效果，并减少糖耐量异常、脂质代谢异常、肥胖症等并发症的发生，以更少种类、更小剂量和更低成本的药物，实现对血压有效、持续的控制，同时有效预防致残甚至致死的心脑血管疾病的发生。

　　本书还介绍了大家关注的关于特殊人群高血压防治的相关知识，例如，儿童、女性和心脑血管疾病高危人群的高血压防治，以及与高血压相关的各种心血管疾病（如高血压合并冠状动脉粥样硬化性心脏病、心力衰竭、肾功能不全、认知障碍等）的防治。《高血压，五步控制》这本读物整体语言精炼，逻辑清晰，浅显易懂，科学实用，操作性强。

　　需要提醒的是，本书采用的是美国的高血压诊断标准，即收缩压≥130 mmHg 和（或）舒张压≥80 mmHg，而我国和世界上大多数国家目前仍在继续沿用国际通用的高血压诊断标准，即收缩压≥140 mmHg 和（或）舒张压≥90 mmHg。

　　作为一名临床医生，我经常目睹患者因高血压导致急性心肌梗死、脑卒中和下肢截肢等致残致死事件的发生，尤其当目睹了越来越多的中青年高血压患者身上发生这些悲剧时，我既伤心又感到遗憾，作为一名医务工作者，我的责任重大。

　　我们迫切需要从以治疗为中心转向以人民健康为中心，落实"上医治未病"，治疗要以预防为主。这不仅需要发挥医疗机构和医务工作者的积极性，也要充分发挥广大患者的主观能动性，自我管理血压，群防群治。

　　我衷心希望《高血压，五步控制》的中译本能够帮助我国的高血压患者学习并掌握如何自我管理血压，真正成为自己健康的第一责任人，拥有健康幸福的人生！

胡大一
海南省五指山市

序

高血压是一种严重的慢性疾病。美国心脏协会的数据表明，有超过 1 亿的美国成年人被诊断为高血压，但其中只有不到半数人的血压得到了很好的控制。

《高血压，五步控制》的主要目标是帮助读者了解高血压的形成、危害及诊断和治疗方法。同时帮助读者了解如何降低高血压相关疾病，如冠心病、心力衰竭、肾衰竭、脑卒中和痴呆的发生率。通过阅读，读者将学会正确使用药物、家庭监测和定期随访护理的知识，还会了解妇女、儿童和特殊高危人群相关疾病的最新进展。这些都有助于读者与医生共同制订专属的医疗保健方案。

《高血压，五步控制》能在高血压的治疗计划中起到核心作用。它强调采取 5 个关键步骤来控制血压：健康饮食、控制盐的摄入、适当进行体育活动、避免吸烟和限制酒精摄入，以及如何用药。这 5 个关键步骤中单独每一步都能提高整体健康水平并降低血压。这 5 个步骤结合起来应用，便构成了适应每个人需求的个性化治疗方案。

高血压可以得到很好的控制。这本书以及来自医生的建议，有助于您过上更舒适、更健康的生活。

前言：一生的计划

与大多数人可能认为的相反，人并非天生就患有高血压。健康会受到生活方式的影响，正如它受基因的影响一样。虽然家族史有一定程度的影响，但体重、运动量、精神压力、习惯等在很大程度上决定了个人的未来。

这也意味着未来并非命中注定。个人可以在管理血压和整体健康方面发挥重要的作用。越早改善生活方式，就有越多机会享受丰富多彩的生活以及延长生命。

高血压是一种常见病，多见于老年人，并与其他疾病，如脑卒中、心肌梗死、肾衰竭和痴呆密切相关。高血压被称为"沉默杀手"，在日常生活中没有任何体征或症状，直到出现器官严重损害之后可能才发现自己患有高血压。

通过控制血压可以降低发生严重心血管疾病的风险。药物是控制血压的重要手段。但健康的生活方式同样重要。可以在日常生活中适当缓解压力，并尝试管理和改变体重、饮食结构、运动习惯以及戒烟和戒酒。

本书各章都有评估来帮助了解最常影响血压的习惯。身体是否健康？饮食结构如何？是否受到压力的困扰？睡眠是否足够？请记住，良好的健康状况不仅仅是身体的健康，还包括良好的心理健康。心理和身体错综复杂地交织在一起并互相影响。

使用这些评估结果，有助于制订控制血压的方案，通往更好的整体健康之路。

例如，虽然体力活动足够，但膳食营养不足。或者压力巨大，使人们无法获得充足的睡眠。

现在采取改善健康的简单步骤，随时间推移，会变成可以改善营养状况和运动水平，并降低血压的可持续的健康行为。不仅可降低患病风险，还能使身体更加健康！

重要提示：请勿以此评估代替专业的诊断。正如书中提到的，定期检查对于跟踪疾病进展、确定问题、得到指导和帮助，以及调整药物非常重要。对一个完整的健康评估来说，获得医疗保健从业人员的专业支持同样重要。

希望每个人都能在终生血压管理的旅途中拥有健康的未来。

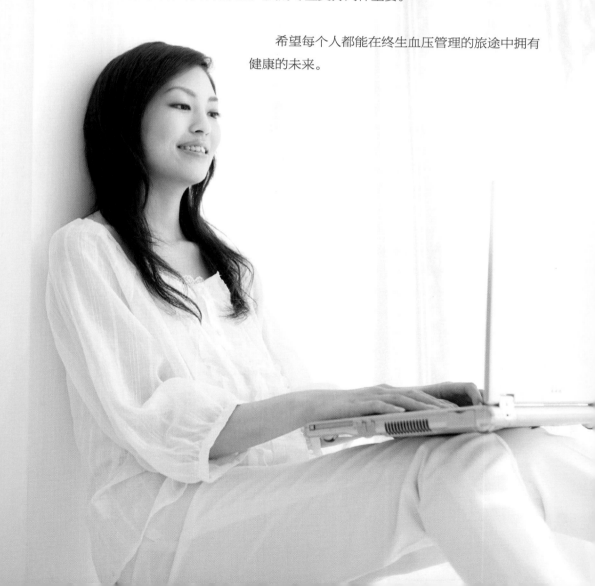

目录

第一部分

5个关键步骤

第 **1** 章

吃得更好且享受

在所有影响血压的因素中，饮食是最容易控制的。人们不能改变自己的基因，也不能阻止年龄的增长，但是可以决定自己的饮食。

人们可以通过选择健康的食物来控制血压。即使是适度的改变饮食习惯也会有显著的效果。健康的饮食配合体育锻炼和其他生活方式的改善，可以使高血压患者用更少种类或更低的剂量的药物来控制血压。

正如第 4 页的评估所示，健康饮食不仅可以更好的控制血压，还可以降低发生脑卒中、急性心肌梗死、心力衰竭和肾衰竭的风险。另外，健康饮食有助于减肥或避免体重增加，而体重也是影响血压的一个重要因素。

通过健康饮食来控制血压不仅需要减少盐的摄入。几十年来，公共卫生专家一直呼吁高血压患者限制盐的摄入。这个建议现在依然适用，但限制盐的摄入只是健康饮食的一部分，近期的研究结果表明，饮食中的其他营养素对血压也有一定的影响，因此对食物进行全面的研究比只关注盐的摄入更有意义。

健康饮食并不意味着要计算热量或放弃自己喜欢的食物。高血压患者依然可以享受各种各样的食物，并且在未来的岁月里保持健康。

本书将为您介绍什么可以多吃，什么应该少吃，以及如何将良好的饮食习惯融入日常生活。

你的体重和饮食习惯健康吗?

1. 根据 BMI 表（见第 125 页），你属于哪种情况?
   ❶ 肥胖
   ❷ 体重过轻或超重
   ❸ 健康

2. 你的腰围与推荐值相比（见第 124 页）属于哪种情况?
   ❶ 远远超过推荐值
   ❷ 略高于推荐值
   ❸ 等于或低于推荐值

3. 你认为你如果减肥，健康状况会改善吗?
   ❶ 不会
   ❷ 可能
   ❸ 会

4. 你会因情绪波动而进食吗? 例如，当你感到焦虑、沮丧、紧张、生气或兴奋时，会暴饮暴食吗?
   ❶ 总是或经常
   ❷ 有时
   ❸ 从不或偶尔

5. 你会按时吃三餐吗?
   ❶ 从不或偶尔
   ❷ 有时
   ❸ 总是或经常

6. 你吃一顿饭通常需要多长时间?
   ❶ 5 分钟或更少
   ❷ 5 ~ 20 分钟
   ❸ 20 分钟或更长

7. 你经常吃零食或用零食来代替正餐吗?
   ❶ 经常
   ❷ 有时
   ❸ 从不或极少

» 你得了多少分?

答案选项的序号就是分值，分别表示 1 分、2 分和 3 分。把所得的分数加起来就是总分。

A. 如果总分是 18 ~ 21 分，那么恭喜你! 你的体重和饮食习惯是健康的。

B. 如果总分是 13 ~ 17 分，那么说明你的体重和饮食习惯并不算差，你可以考虑改善饮食习惯。

C. 如果总分是 7 ~ 12 分，那么你就将努力达到健康的体重和养成更好的饮食习惯作为你的首要目标吧。

低碳水化合物的饮食方案

OmniHeart 研究结果表明，用蛋白质或单不饱和脂肪酸替代一些碳水化合物，比常规的 DASH 饮食计划降低血压的效果更好（之后会更加详细地介绍 DASH 饮食计划）。增加蛋白质的摄入量并不意味着吃得更多。研究中增加的蛋白质约有 2/3 来自植物性食物，包括豆类、谷物和坚果。单不饱和脂肪酸含量较高的食物则包括橄榄油、菜籽油、红花籽油，以及坚果。

你如果对低碳水化合物饮食的方案感兴趣，请不要忘记关注总热量。1 克脂肪比 1 克碳水化合物或蛋白质含有更高的热量。如果用脂肪代替碳水化合物，一定要调整每天的脂肪摄入量以控制总热量。

健康饮食的基础

近年来，许多研究结果已经证实健康饮食的益处。但健康饮食究竟是什么？其实很简单，健康饮食是以植物类食物的摄入为基础，包括丰富的蔬菜、水果，还包括全谷物、豆类或坚果等食物的摄入。健康饮食不仅关注热量的摄入，还注重鱼类、低脂和脱脂乳制品等动物性食物的摄入。这些食物不仅可以提供丰富的营养素和膳食纤维，还可以限制不健康的脂肪酸（饱和脂肪酸和反式脂肪酸）和胆固醇的摄入，同时减少热量的摄入。

有一种健康饮食计划被称为 DASH 饮食计划（防治高血压饮食计划，Dietary Approaches to Stop Hypertension），它是一种需要终生坚持的健康饮食方案。DASH 饮食计划源于多项对不同饮食计划的关键性对比研究。

在一项研究中，研究人员让高血压患者或存在患高血压风险的患者遵循以下三种饮食计划中的一种——典型的美国饮食计划、DASH 饮食计划以及提倡多吃水果和蔬菜但不限制乳制品及脂肪摄入的饮食计划。研究结果表明，遵循 DASH 饮食计划的患者的血压在两周内显著降低，其中，非裔美国高血压患者的血压下降幅度最大。此外，DASH 饮食计划还能降低患者体内低密度脂蛋白的水平。

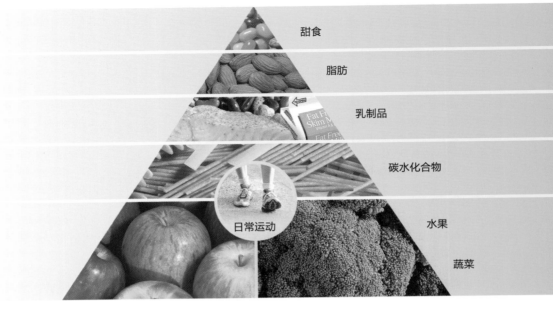

甜食

脂肪

乳制品

碳水化合物

水果

蔬菜

日常运动

Mayo Clinic 健康体重金字塔
在开始任何健康计划之前请先向医生咨询

Mayo Clinic 健康体重金字塔 ——目标是为大多数美国人提供健康饮食计划。DASH 饮食计划在许多方面与 Mayo Clinic 健康体重金字塔有相通之处，这两种饮食计划都强调要多吃水果、蔬菜和全谷物食品，少吃肉类

最初的 DASH 饮食计划要求人们每天大约摄入 3000 毫克钠，比大多数美国人每天摄入的钠少。一项名为"DASH 饮食计划——钠"的后续研究结果表明，减少钠的摄入能更有效地降低血压。高血压患者每日钠的摄入量不超过 1500 毫克时，血压的下降幅度最大。

一项研究发现，对血压升高或患 1 级高血压的患者来说，将 DASH 饮食计划与改变生活方式联合起来，例如，减肥、适当的体育锻炼、减少钠的摄入和控制酒精的摄入等，可以更好地控制血压。

在 OmniHeart 研究中，研究人员调整了 DASH 饮食计划，用更多的蛋白质和不饱和脂肪酸替代了一些碳水化合物。研究结果表明，这两种饮食计划都能进一步降低高血压患者的血压，同时还可以改善患者体内的甘油三酯和胆固醇水平，从而降低患冠状动脉疾病的风险。

其他饮食计划

其他饮食计划也与 DASH 饮食计划有许多相似之处。其中一个饮食计划是 Mayo Clinic 健康体重金字塔（见第 6 页），它旨在帮助人们达到并保持健康的体重。Mayo Clinic 健康体重金字塔与 DASH 饮食计划的相似之处在于两者都提倡多吃全谷物食品、水果和蔬菜，少吃肉类，例如，家畜肉、家禽肉和鱼类。但 DASH 饮食计划的不同之处在于它把植物蛋白和动物蛋白区分开来，DASH 饮食计划提倡每周吃 4～5 次坚果和豆类（植物蛋白的主要来源）。

另一种可以帮助控制高血压的饮食计划被称为地中海饮食计划。地中海饮食计划源于希腊和意大利等国家的传统饮食习惯，它提倡摄取大量的水果、蔬菜、橄榄油、豆类、坚果、米饭和面包，适量的鱼类、乳制品和葡萄酒以及少量的家畜肉、家禽肉。

每日热量目标

大多数成年人每日摄入的热量取决于年龄、性别和运动量。DASH 饮食计划规定，对于 50 岁以上、久坐不动的成年人，女性每日摄入热量为 1600 千卡，男性每日摄入热量为 2000 千卡。对于想减重的成年人，女性每日摄入热量为 1200 千卡，男性每日摄入热量为 1400 千卡，但设定此目标的前提是其基础体重等于或小于 250 磅（约 114 千克）。同时需要向医生或注册营养师咨询以获取特定的饮食计划。

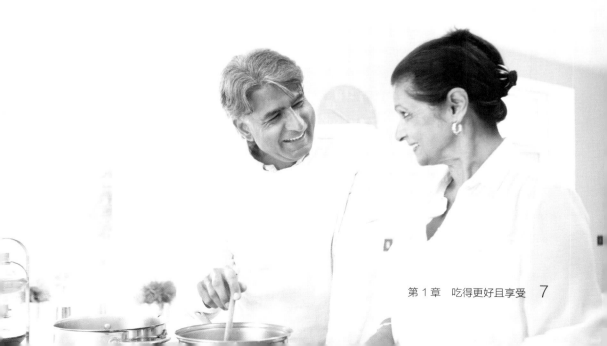

与 DASH 饮食计划相比，地中海饮食计划含有更多的不饱和脂肪酸，主要来自橄榄油、坚果和鱼类。考虑到心脏健康，摄入不饱和脂肪酸并不会提高血液中的胆固醇水平。

研究结果表明，为了更好地控制血压，最佳的饮食计划选择组合是遵循地中海饮食计划或 DASH 饮食计划，少吃饱和脂肪酸含量高的食物和全脂食物、摄入充足的钾、限制钠和酒精的摄入。

虽然 DASH 饮食计划对许多高血压患者很有帮助，但选择健康饮食计划是一个非常个体化的决定，没有一种饮食计划是适合所有人的。患者可以向医生或注册营养师咨询每种饮食计划的利弊，以判断哪种饮食计划对自己的健康更有利以及哪种饮食计划更符合自己的饮食偏好。

DASH 饮食计划

DASH 饮食计划重点关注富含钾、钙和镁等必需微量营养素的食物，食用这些食物可以控制血压。

除了丰富的水果和蔬菜，DASH 饮食计划还包括全谷物食品、低脂乳制品、家禽肉、鱼类和坚果。这种饮食计划考虑到心脏健康，限制了饱和脂肪酸、胆固醇、红肉、甜食和含糖饮料的摄入。"DASH 饮食计划——钠"研究结果表明，在健康饮食计划中减少钠的摄入能最大限度地控制血压。

以下几节将详细介绍使用 DASH 饮食计划控制血压时可选择的食物种类。

全谷物食品：6～8 份。
全谷物食品包括全麦面包、意大利面、燕麦片、粗粮和无盐爆米花。全谷物食品比精加工谷物食品（如白米和白面包）提供了更多的天然膳食纤维和营养素。高血压患者可以选择普通的全麦酵母面包，尽量不要选择饼干、蛋糕或其他添加脂肪的烘焙食品。

» **小贴士：**全麦面包和意大利面的脂肪含量及热量均较低，为了保证它们的低脂肪含量和低热量，不要在全麦面包或意大利面中加奶油和奶酪，可以加蔬菜或番茄酱。

蔬菜和水果：各 4～5 份。
多摄入蔬菜和水果可以更有效地控制血压，改善身体健康。蔬菜和水果几乎不含脂肪，热量低，还能提供膳食纤维、钾和其他营养素，有助于患者降低血压。水果和蔬菜中还含有一些植物化

DASH 饮食计划

食物种类	每日分量*	食物分量
全谷物食品	6~8 份	3 盎司（约 84 克）煮熟的米饭、意大利面或谷物 1 盎司（约 28 克）即食（干的）谷物（根据谷物种类的不同，每份在 1/2 杯到 1/4 杯之间） 1 片面包 1/2 块英式松饼
蔬菜	4~5 份	2 盎司（约 56 克）生叶蔬菜 3 盎司（约 84 克）切碎的蔬菜（生熟皆可） 1 个中等大小的土豆 4 液体盎司（约 120 毫升）蔬菜汁
水果	4~5 份	1 个中等大小的水果，如苹果或香蕉 17 粒葡萄 3 盎司（约 56 克）新鲜、冷冻或罐装水果 1.5 盎司（约 42 克）干果，如葡萄干 4 液体盎司（约 120 毫升）100% 的果汁
脱脂或低脂牛奶及乳制品	2~3 份	8 液体盎司（约 240 毫升）牛奶或一杯 8 液体盎司（240 毫升）低脂酸奶 1.5 盎司（约 42 克）奶酪 16 盎司（约 448 克）低脂或脱脂白软干酪
家畜肉、家禽肉和鱼类	≤ 6 份	1 盎司（约 28 克）家畜肉，家禽肉或鱼类 1 个鸡蛋（每周不超过 4 个蛋黄），2 个蛋白等于 1 个鸡蛋
坚果、种子和豆类	4~5 份 / 周	1.5 盎司（约 42 克）坚果 1 盎司（约 28 克）花生酱 1/2 盎司（约 14 克）种子 3.5 盎司（约 98 克）煮熟的豆类（干豆或豌豆）
植物油	2~3 份	1 茶匙人造软黄油 1 茶匙植物油
甜食	≤ 5 份 / 周	1 盎司（约 28 克）糖 1 盎司（约 28 克）果冻或果酱 3.5 盎司（约 98 克）棒冰或吉利丁 2 盎司（约 56 克）柠檬水

*注：每份脱脂或低脂牛奶和乳制品，以及植物油能提供 1600 千卡热量；每份蔬菜、水果提供 1600 千卡热量；每份坚果提供 2000 千卡热量；每份全谷物食品和动物性食物提供 2400 千卡热量。

大多数美国人每天需要的热量为 1600~2400 千卡，这取决于年龄、性别和运动量。要降低 DASH 饮食计划的热量，请向注册营养师咨询。

DASH 饮食计划可以在美国国家心脏、肺和血液研究所的网站上找到。

学物质，这些物质有助于降低高血压患者患心脏病和某些癌症的风险。

多吃蔬菜和水果可以帮助人们在不减少食量的情况下减少热量摄入。这些食物能量密度低，即使摄取的食物量较大，摄入的热量却很少。因此它们不仅能填饱胃，还不会过度增加体重。请选择不含或含极少量香料的蔬菜和水果，不要选择含高脂肪蘸料或酱汁的蔬菜和水果。

在典型的美国饮食中，土豆、玉米和豌豆占植物性食物摄入量的近一半，除此之外，最受欢迎的蔬菜有花椰菜、抱子甘蓝、菠菜、长叶莴苣、青椒、洋葱、胡萝卜和牛油果。

营养丰富的水果有哈密瓜、橘子、橙子、柚子、杏、猕猴桃和西瓜。

» **小贴士：** DASH 饮食计划富含蔬菜、水果和全谷物食品，所以膳食纤维含量很高。但增加膳食纤维的摄入量可能导致腹胀和腹泻。为了避免这些问题，可以逐渐增加这些食物的摄入量，也可以服用减少气体产生的药物。

脱脂或低脂牛奶及乳制品：2~3 份。
乳制品是钙和维生素 D 的主要来源，也是饮食中蛋白质的重要来源，多吃乳制品有助于身体对钙的吸收。

要选择低脂或脱脂的乳制品，避免选购全脂乳制品。例如，脱脂或低脂（含 1% 脂肪）牛奶和酸奶以及脱脂或低脂奶酪。需要注意的是，低脂奶酪的钠含量较高，要确保摄入量不超过推荐量（1 份奶酪为 1.5 盎司，约 42 克）。

在 DASH 饮食计划中，尽量用脱脂或低脂乳制品代替高脂乳制品。但要注意的是，低脂奶酪和酸奶油的钠含量高于高脂奶酪和酸奶油，所以要谨慎使用。

» **小贴士：** 患者如果乳糖不耐受或消化系统有问题，可以选择含有乳糖酶的食物来减少或防止乳糖不耐受的症状，也可以在吃这些食物之前服用乳糖酶片。

家畜肉、家禽肉和鱼类：6 份或更少。
这些食物富含蛋白质、B 族维生素、镁、铁和锌。尽量选择瘦肉，如猪里脊肉、猪脊排肉或牛里脊肉，并去除肥肉。在食用家禽肉时，可以通过去皮来减少大约一半的脂肪。即使是瘦肉也含有大量的脂肪和胆固醇，所以在健康

鱼类和鱼油补充剂

专家建议每周至少吃两次鱼，这对心脏和整体健康都有益。一些生活在冷水中的鱼，如鲑鱼、金枪鱼、鳟鱼和鲱鱼，含有大量的 ω-3 脂肪酸，这是一种不饱和脂肪酸。食用 ω-3 脂肪酸可以降低患心脏病的风险，并有助于降低高血压患者的血压。

但某些鱼类，如剑鱼、方头鱼、鲭鱼和鲨鱼，体内含有大量的环境污染物，如汞和多氯联苯（PCBs）。毒素的含量取决于鱼的种类和捕捞地点。因为儿童和怀孕或备孕的妇女极容易受到毒素的影响，所以应该将他们的摄入量限制在每周 8～12盎司（224～336 克）。就心脏健康而言，吃鱼的好处通常大于接触毒素可能带来的风险。

一些研究人员提倡服用鱼油补充剂来获得 ω-3 脂肪酸，这样可以规避接触毒素的风险。但美国心脏协会（American Heart Association，AHA）建议，鱼油补充剂仅适用于心脏病患者或甘油三酯水平较高的人。摄入大剂量（3 克及更多）的鱼油补充剂会带来风险，尤其是在定期服用阿司匹林或抗凝药（如华法林）期间。所以，在服用鱼油补充剂之前应向医生咨询。

为了避免一些与食用鱼类相关的风险，请参考以下指南。

+ 注意鱼的种类和食用量。并向所在地区或当地卫生部门咨询。
+ 可以食用包括贝类、鱼类罐头或较小的海洋鱼类在内的多种海鲜。建议限制在每周 12 盎司（约 336 克）以内，煮熟后再食用。鲑鱼、鲱鱼、湖鳟、沙丁鱼和长鳍金枪鱼也富含 ω-3 脂肪酸。
+ 避免食用大型掠食性鱼类，如鲨鱼、箭鱼、鲭鱼、方头鱼等。长鳍金枪鱼罐头的摄入量应限制在每周 6 盎司（约 168 克）以下。包括轻金枪鱼罐头在内的其他制品的摄入量应限制在 8～12 盎司（224～336 克）。
+ 养殖鲑鱼的多氯联苯含量比野生鲑鱼的高这一问题存在争议。但在人工养殖的鲑鱼和野生的鲑鱼中确实都发现了有毒物质。

饮食计划中要尽量限制所有动物性食物的摄入量。

鱼类是最健康的动物蛋白的来源之一。一些鱼类含有大量的 ω-3 脂肪酸，可以降低冠状动脉疾病的发病率、猝死的风险和降低高血压患者的血压。

» 小贴士：请选择新鲜的家畜肉、家禽肉和鱼类，不要选择加工、熏制或腌制的肉制品。一份加工、熏制或腌制的肉制品的含钠量通常超过 200 毫克。烘烤、水煮是烹饪家畜肉、家禽肉和鱼类最健康的方式。烧烤鱼类时可以用烤盘纸或锡箔纸来保持鱼肉的鲜美。

坚果、种子和豆类：每周 4~5 次。

这类食物包括杏仁、花生、核桃、榛子、花生酱、葵花籽、豆类。它们是蛋白质的极佳来源并且不含胆固醇。它们还提供了包括镁、钾以及植物化学物质和膳食纤维在内的多种营养物质。坚果和种子富含不饱和脂肪酸，这种脂肪酸有助于预防冠状动脉疾病。

» 小贴士：应选择钠含量低于 200 毫克的坚果产品。

植物油：2~3 份。

某些脂肪，如不饱和脂肪酸，对人体健康至关重要。脂肪可以储存能量并在不同的生理过程中发挥重要作用。

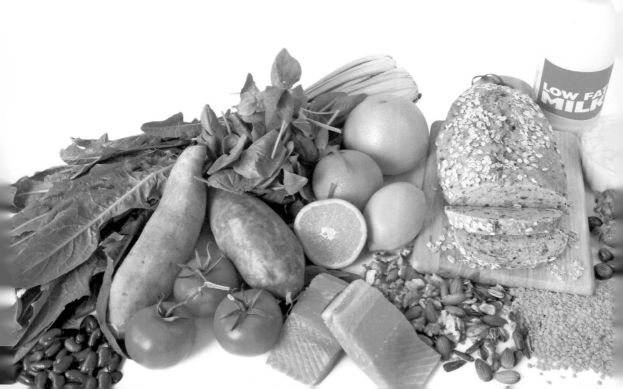

每份脂肪大约含有 45 千卡的热量，热量密度很高。少量的脂肪即含有较多的热量。

在 DASH 饮食计划的研究中，27% 的热量来自脂肪，包括食物中的脂肪和添加到食物中的脂肪。在美国人的饮食习惯中，动物性食物是脂肪的主要来源，包括肉、乳制品、蛋以及用它们制成的食品，蔬菜、水果和谷物的脂肪占比相对较低。健康的植物油包括人造软黄油、橄榄油、菜籽油、玉米油和红花籽油。

» 小贴士：建议购买不粘锅。你如果在用平底锅烹饪时放 1 汤匙植物油以避免粘锅，那么用不粘锅代替平底锅就可以减少植物油的使用量，一顿饭能少摄入 120 千卡热量。使用喷油瓶也可以减少热量摄入。

明智地选择脂肪

并非所有的脂肪都相同。大多数健康饮食计划，包括 DASH 饮食计划，都要求严格限制饱和脂肪酸的摄入量。饱和脂肪酸含量高的食物包括红肉、全脂乳制品以及棕榈油和棕榈仁油。

有一种不健康的脂肪酸是反式脂肪酸，它会使体内低密度脂蛋白的含量增加，从而增加患心血管疾病的风险。反式脂肪酸存在于部分氢化油中，氢化油是许多加工食品中的一种成分，如饼干和油炸食品。查看食品标签可以帮助人们远离这些不健康的脂肪酸。

健康的脂肪酸包括单不饱和脂肪酸以及 ω-3 脂肪酸。橄榄油、菜籽油、花生油、坚果和牛油果等富含单不饱和脂肪酸。鲑鱼和鲱鱼等富含 ω-3 脂肪酸，而绿叶蔬菜、大豆、坚果、亚麻籽油和菜籽油中含有较少的 ω-3 脂肪酸。

ω-3 脂肪酸可以通过降低血液中甘油三酯水平来降低发生血栓、动脉粥样硬化、心律失常和猝死的风险，同时可以改善心脏健康。此外，食用富含 ω-3 脂肪酸的食物能降低高血压患者的血压。

甜食：一周 5 次或更少。

甜食的热量高但营养价值低。甜食包括糖果、饼干、蛋糕、派等，在谷类食品、水果和饮料中添加的蔗糖也属于甜食。

可以适当地摄入甜食，但要明智地选择种类和量。当摄入甜食时，要选择低脂食品而非用油或黄油制成的高糖食品。

可以选择以水果或全谷物为主要原料的甜点，如冷冻葡萄、烤菠萝、烤苹果以及撒上燕麦片的水果派。

» **小贴士：**可以用肉桂粉、肉豆蔻粉、香草和水果代替食谱中的全部或部分糖，以减少糖的摄入量。

益生菌和血压的关系

一项研究发现，经常摄取含益生菌的食物有助于降低高血压患者的血压。这项研究的结果表明，含益生菌的食物可以使高血压患者的收缩压降低 3.56 mmHg，舒张压降低 2.38 mmHg。相当于减少 2 克盐的摄入量所降低的血压。

血压的维持对心脏健康也很重要：心脏预后评估研究（The Heart Outcome Prevention Evaluatioin study）的结果表明，高血压患者的血压稍有下降，就可以将发生急性心肌梗死、脑卒中和心脏病的风险降低 22%。

在这项研究中，大多数显示血压降低的试验使用的是发酵乳制品。由于针对益生菌补充剂的试验有限，因此无法得出结论。研究还表明，在至少两个月内，定期摄入大量的、种类丰富的益生菌是很重要的。

现在还不能判断应该摄取哪种益生菌、哪种含益生菌的食物以及它们的摄取量。可以把每天食用的低脂乳制品的一部分换成发酵乳制品。发酵乳制品包括酸奶、牛奶（酪乳，可非尔）、嗜酸乳杆菌乳和低脂酸奶油和奶酪。

重要的矿物质及维生素

DASH 饮食计划强调摄入 3 种对控制高血压有作用的矿物质：钾、钙和镁。三者中，钾的作用最重要。研究人员发现，摄入适量的钾可以降低高血压患者的血压，尤其是对黑人来说。

美国医学研究所（The Institute of Medicine）建议，美国成年人通过吃更多富含钾的食物，如水果和蔬菜，来增加钾的摄入量。每天吃 8~10 份水果和蔬菜可以帮助人们获得 4.7 克钾。但是，很少有成年人可以做到。

有一部分人要谨慎摄入钾。如患有肾病、心力衰竭或糖尿病的人，要向医生咨询饮食中钾和其他矿物质的含量。

钙对骨骼和牙齿的发育以及维持心脏、肌肉和神经的正常功能十分重要。随着年龄的增长，人们对钙的需求逐渐增加。这是因为人体需要不断利用钙，而随着年龄的增长，人体吸收钙的效率会降低。大多数成年人每天要摄入 1000~1200 毫克钙。处在减肥期间的成年人要调整钙的摄入量，因为减肥期间减少了热量的摄入。

巧克力和血压的关系

研究表明，食用巧克力有助于降低高血压患者的血压。可可豆内含有可以促进体内一氧化氮（黄酮醇）产生的物质，因此食用巧克力可以改善血管功能、促进血液循环。

并非任何巧克力都含黄酮醇，目前很多食品生产商会将这些天然化学物质从可可豆中去除。

科学家们研究出了一些不破坏黄酮醇的制作巧克力的方法。然而，即使是最健康的巧克力也会增加较高的热量，需要保持体重的人最好通过其他途径摄入黄酮醇，如食用浆果、苹果及饮茶。

镁在人体内有许多生化功能。例如，它可以维持正常的心律。镁存在于水及多种食物中。人们可以通过定期摄入绿叶蔬菜、全谷物食物、豆类和少量肉类、鱼类来获得足够的镁。坚果和种子也是镁的良好来源（见第 16 页）。

钾、钙、镁的作用和食物来源

矿物质	作用	来源
钾	平衡细胞中的钠含量 大量摄入可以降低血压	水果、蔬菜、全谷物食物、豆类、乳制品

富含钾的食物：杏、香蕉、哈密瓜、樱桃、枣、无花果、甜瓜、猕猴桃，芒果，油桃，橙子、木瓜、李子和橘子，苹果汁，葡萄柚汁，葡萄汁，橙汁、菠萝汁、洋蓟、豆类（干）、甜菜、花椰菜、甘蓝、羽衣甘蓝、菠菜、大头菜（熟）、扁豆、蘑菇、欧芹、土豆、南瓜、豆制品、西葫芦，可可制品、牛奶（脱脂或低脂）、花生酱、酸奶（脱脂或低脂）。

矿物质	作用	来源
钙	没有证据表明摄入钙可以预防高血压，但是钙的摄入量过低与高血压的形成有关	乳制品、绿叶蔬菜、可食用鱼骨、含钙质强化剂的食品

富含钙的食物：牛奶（脱脂或低脂）、豆腐、酸奶（脱脂或低脂），橙汁、谷物，带骨的罐装沙丁鱼、鲑鱼、马苏里拉奶酪（半脱脂）、羽衣甘蓝、小屋和乳清奶酪（低脂和低钠）、海军豆（熟）、西蓝花（熟）。

矿物质	作用	来源
镁	有效地控制血压	豆类、绿叶蔬菜、坚果和种子、全谷物食物、瘦肉

富含镁的食物：饮用水及多种食物。这些食物包括绿叶蔬菜、全谷物食物、豆类、坚果以及种子，还有少量的家畜肉、家禽肉和鱼类。

补充矿物质有什么作用？

健康的饮食计划应该提供足够的钾、钙和镁。研究结果表明，从食物中获取这些营养素，有助于确保营养配比合理。

钾补充剂有严重的副作用。一些降压药，例如，保钾利尿剂、血管紧张素转换酶抑制剂、血管紧张素Ⅱ受体拮抗剂和肾素抑制剂，会使血液的含钾量升高。只有在医生建议的情况下才可以服用钾补充剂。

当长期服用利尿剂使血液的含钾量下降时，可适当服用钾补充剂。治疗高血压一般不需要额外补充钙和镁。

维生素 D 在血压的维持中也起着重要作用。它有助于强健骨骼，对整体健康很重要。研究人员目前还不能确定维生素 D 摄入过少是否会导致高血压以及维生素 D 补充剂是否对治疗高血压有效。但有研究结果表明，体内维生素 D 过少可能导致心脏病和高血压。

购物新方式

实施 DASH 饮食计划可以从选购食物开始。要尽量选择新鲜的，未加工的食物以及一些有机农产品。以下是有关选购食品的其他建议。

计划：提前决定下周的菜谱并在购物清单上写下需要的食材，早餐和零食也包含在内。清单上还应包含大量的水果、蔬菜、全麦面包、谷物以及富含蛋白质的豆类，如扁豆或四季豆。

选择新鲜的食物：新鲜的食物通常比即食的食物更健康。与即食的食物相比，新鲜的食物的口感更好、颜色更加鲜亮，同时富含促进人体健康的维生素，矿物质和膳食纤维。最新鲜、最健康的食物往往位于食品商店的货架上最显眼的地方。

不要在饭前购物：许多零食的包装让人难以抗拒。为了抵制诱惑，最好在饭后购物。如果一定要在饭前购物，可以先吃一块新鲜的水果。

阅读食品标签：在购买食品之前花点时间阅读食品外包装上的标签。标签会帮人们选择健康的食物，还可以帮助人们比较相似食物的成分，选择更有营养的食物。

如何阅读食品标签

自 20 世纪 90 年代初以来，在美国销售的食品，其外包装上都有营养成分标签。这些标签提供了有价值的信息，帮助人们将不同的食品纳入自己的饮食计划。因为营养成分标签包含了很多不同的信息，了解营养成分标签后可以更好地制订健康饮食计划并选择更适合自己的商店。

每个营养成分标签都包含每一种成分的详细信息。营养成分标签主要包括以下重要信息。

提供分量。标签上标明了单个小包装食品的分量以及整份食品的分量。需要根据实际摄入量相应地调整热量和营养素的摄入。

热量。可以通过标签上的信息，将所有的热量加起来，并比较不同产品的脂肪含量。尽量将脂肪摄入量限制在每天 65 克左右，使脂肪保持在推荐的水平，比每天摄入的热量少 30%（以 2000 千卡的饮食为基准）。

占每日推荐摄入量的百分比。这些百分比表明，基于 2000 千卡的饮食，一份食物中该物质含量占每日推荐摄入量的百分比是多少。例如，在第 19 页的食品标签中，一份食品提供了 95 毫克的钠，占每日推荐摄入量的 9%。

一般来说，一份含钠量为每日推荐摄入量 5% 的食品被认为是低钠食品，而含钠量超过每日推荐摄入量 20% 的食品被认为是高钠食品。应选择不饱和脂肪酸和胆固醇含量较低的食品，和膳食纤维、维生素及矿物质含量较高的食品。

钠。美国人摄入的大部分钠都来自加工食品，所以选择一份钠含量低于 200 毫克，或低于每日钠摄入量 8% 的食品是很重要的。例如，第 19 页的食品标签，很清楚的标注了钠的含量，但要找到低钠的食品并不总是那么容易。

营养成分表

食用分量 1 杯（28 克）
　　　　　4 岁以下儿童 -3/4 杯（21 克）
每包装所含食用分量数目　约 14
　　　　　4 岁以下儿童 - 约 19

每食用分量的总量	谷物	1/2 杯脱脂牛奶	4 岁以下儿童的谷物
热量	100	150	80
脂肪类热量	15	20	10
占日摄入量 ** （%）			
总脂肪 2 克 *	3%	3%	1.5%
饱和脂肪酸 0.5 克	3%	3%	1.5%
反式脂肪酸			0 克
多不饱和脂肪酸 0.5 克			0.5 克
单不饱和脂肪酸 1.5 克			1.5 克
胆固醇 0 豪克	0%	1%	0 毫克
钠 95 毫克	9%	11%	75 毫克
钾 180 毫克	5%	11%	135%
总碳水化合物 20 克	7%	9%	15 克
膳食纤维 3 克	11%	11%	2 克
可溶纤维 1 克			0 克
糖 1 克			1 克
其他碳水化合物 16 克			16 克
蛋白质 3 克			2 克
占日摄入量 ** （%）			
蛋白质 2 克	–	–	9%
维生素 A	10%	15%	10%
维生素 C	10%	10%	10%
钙	10%	25%	8%
铁	45%	45%	50%
维生素 D	10%	25%	6%
维生素 B₁	25%	30%	35%
维生素 B₂	2%	10%	2%
烟酸	25%	25%	35%
维生素 B₆	25%	25%	45%
叶酸	50%	50%	60%
维生素 B₁₂	25%	30%	30%
磷	10%	20%	8%
镁	8%	10%	10%
锌	25%	30%	30%

*1 食物分量的谷物和 1/2 杯脱脂牛奶共提供 2 克总脂肪、小于 5 毫克胆固醇、2000 毫克钠、380 毫克钾、26 克总碳水化合物（7 克糖）和 8 克蛋白质。
** 占日摄入量是基于 2000 千卡的饮食。你的日摄入量可能会更高或更低，这取决于你对热量的需求。

	热量	2000 千卡	2500 千卡
总脂肪	少于	65 克	60%
饱和脂肪酸	少于	20 克	30%
胆固醇	少于	300 毫克	8%
钠	少于	2400 毫克	10%
钾		3500 毫克	30%
总碳水化合物		300 毫克	375 克
膳食纤维		25 克	65 克
蛋白质		50 克	65 克

成分：全谷物，燕麦，球茎淀粉，糖，钠，磷，小麦淀粉，维生素 E（混合天然维生素 E）。
维生素和矿物质：碳酸钙、铁和锌（矿物质和营养素）、维生素 C、烟酰胺、B 族维生素、叶酸、维生素 D₃。

© MFMER

食品标签
这个例子提供了一份食品中热量、脂肪、碳水化合物、蛋白质、维生素和矿物质的详细信息

健康饮食控制体重

肥胖症患者可以通过减肥来改善血压。减肥还能带来其他益处，例如，可以降低高血压患者患糖尿病和心脏病的风险。

最成功的减肥方法是改变自己的饮食和运动习惯，逐渐瘦下来。DASH 饮食计划和定期运动可以做到这一点。

虽然这个计划可能看起来十分困难，但并不意味着不应该去尝试，而要不断尝试达到并保持健康的体重。许多人已经成功地通过改变饮食习惯来维持健康的体重。

研究结果表明，减肥能降低高血压患者的血压，如果能保持体重，这种作用可以持续多年。

一点可能意味着很多

什么是健康的体重？变瘦并不意味着达到了健康的体重。保持健康的体重是以达到或保持体重为目标，从而改善高血压患者的血压，同时降低患其他健康问题的风险。

减 10 磅（约 4.5 千克）体重就可以

使高血压患者的血压降至健康水平。超重的高血压患者可以先尝试将体重减轻 5%～10%，达到目标后，如果还需减重，就再尝试减轻 5%～10%。这种方式对高血压患者的健康会有很大改善。

DASH 饮食计划与减重

正在计划减肥的患者需要摄入更少的热量（或通过运动消耗更多的热量）。为了将 DASH 饮食计划的热量摄入标准从每天 2000 千卡降至 1600 千卡，请参照右边的表格。这将有助于确保摄入足够的食物种类。

食物种类	日常摄入量
全谷物食品	6 份
蔬菜	3～4 份
水果	4 份
脱脂或低脂牛奶或乳制品	2～3 份
家畜肉、家禽肉或鱼类	3～4 份 或 更少
坚果、种子、豆类	3～4 份 / 周
油脂	2 份
甜品或糖	≤ 3 份 / 周

美国国家心肺血液研究所，DASH 饮食计划——按热量水平计算的食物分量，2014 年

如何计划每周的食谱？

每周留出时间来计划未来一周的食谱。这样，就能提前准备所需食材。可以通过每天应该摄入的热量、每组食物的推荐摄入量来决定自己的食谱。

+ 保证食谱的实用和简单。但不要忘记食物的味道同样重要。要在享受饮食的同时吃得更健康。可以把最喜欢的食物纳入食谱，但是要调整食谱，使它们更健康。
+ 追求饮食的多样性和平衡。尽量在每餐中包含各类食物。
+ 不要以摄取肉类为主。除全谷物食物之外，主要以蔬菜和水果为主。
+ 灵活改变计划。不要纠结于每天的食物总量。如果有一天没有达到水果摄入量的目标，可以在第二天多吃一份。

要想通过 DASH 饮食计划减少热量摄入，首先要用更多的水果和蔬菜取代高热量的食物，这有助于控制高血压患者的血压。

以下是通过 DASH 饮食计划减少热量摄入的其他方法。

- 注意热量密度。有些食物是热量密集型的，仅一小份就含有极高的热量。而有些食物，如水果和蔬菜，体积大，但热量低。可以通过多吃能量密度低的食物而少吃热量密度高的食物来减少热量的摄入。
- 做炒菜或炖菜以及砂锅菜时，可以使用少量植物油，多放蔬菜或豆腐少放肉类。
- 用脱脂或低脂调味品。
- 限制甜食的摄入量。少吃糖果、派、调味酸奶、普通软饮料和冰激凌。
- 注意饮料的热量。这些饮料包括果汁，酒精，以及加牛奶、糖、可可或鲜奶油的咖啡。
- 用少量的水代替黄油或其他用于烹饪的油。
- 烹饪食物时尽量选择烧烤，烘烤，水煮等方式，尽量不选择油炸。

外出就餐时的饮食计划

外出就餐时，要在视觉和嗅觉的双重刺激下，谨慎选择适合自己的食物。

要想在餐馆吃得营养丰富，首先要精通菜单，选择健康的食物。此外需要警惕两点：不要点太多食物及强迫自己把食物吃完（即使分量很大）。

当主菜比预计的多时，可以在饭菜端上来时挑选几样打包，或者选择开胃菜作为主菜，也可以和同伴分餐。

"隐藏热量"指由食品添加剂带来的额外热量。这些热量会以微小的量不断累积，最终成为减肥时的难题。食品添

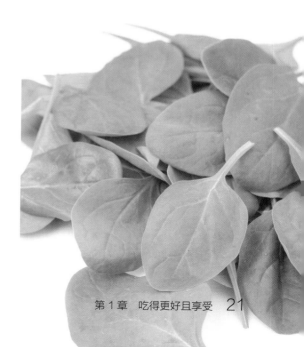

加剂通常是为了使食物的味道、颜色或质地更诱人而额外添加到食物中的，如调料和酱汁。它们也可能是原料的一部分，例如，用于烹饪的植物油或黄油。

应该点什么菜

许多餐馆会提供健康的食物，有些餐馆的菜单上有"健康食物"的部分，还有些餐馆会按照客人的特殊要求专门准备低脂或低钠的食物。

点菜时可以使用以下指南来继续自己的饮食计划。

开胃菜。开胃菜可选择新鲜蔬菜、水果或鱼，避免裹面包屑的油炸食品及面包屑。

汤。最好不要喝汤，可以选择一些水果或沙拉。肉汤或者西红柿汤的钠含量通常很高。奶油汤、杂烩汤等含有大量的脂肪，钠含量也很高。

沙拉。点一份生菜沙拉或菠菜沙拉，把沙拉酱放在一旁，限制自己只吃一汤匙沙拉酱。可以尝试用橄榄油和醋代替沙拉酱。凯撒沙拉和主厨沙拉富含不饱和脂肪酸、胆固醇和钠，塔可沙拉中的奶酪、鳄梨酱、碎牛肉等成分富含

高脂肪和钠。

面包。选择全麦面包。可以直接食用，也可以加一点儿蜂蜜、果酱或果冻。少量摄入这些不含脂肪的配料不会增加太多热量。而松饼、大蒜吐司和牛角面包的脂肪含量很高。榨菜的钠含量很高。

主菜。尽量选择低脂的主菜，如伦敦烤肉、烤鸡胸肉、烤鱼、水煮鱼、烤牛肉或鸡肉串。

避免食用腌制品或脂肪含量较高的食品。例如，优质牛排、小牛肉配帕玛森干酪、炸虾、炸鸡和菲力牛排配蛋黄酱。

酱汁的脂肪含量无法确定时，可以尽量少放酱汁。还可以要求厨师不加盐或味精。可以点一杯柠檬汁，柠檬汁可以在不加盐的情况下改善食物的风味。

配菜。可以选择用烤土豆、煮土豆、蒸绿叶蔬菜、米饭或新鲜水果代替薯条、土豆饼、薯片、洋葱圈或以蛋黄酱为主要酱汁的沙拉。要求厨师不加黄油、人造黄油或盐。

调料。用新鲜的西红柿、黄瓜和生

菜做三明治。不要食用橄榄、泡菜和酸菜，可少量食用番茄酱、芥末酱和蛋黄酱。先品尝食物再适当加入调料。

甜点。选择新鲜水果、水煮水果、加水果泥的普通蛋糕、冰激凌或果子露。

酒精。酒精的热量很高，饮酒过多会使血压升高。女性应限制在一天1杯（约25毫升），男性应限制在一天1~2杯。第4章将详细介绍酒精和高血压的关系。

外出就餐是尝试不同菜肴的好时机，但是要选择健康的食品。请记住，在家就餐时遵循的饮食原则同样适用于外出就餐。

从长远来看

健康饮食并不是一种全有或全无的主张，每一种食物不必都是完美的，完美并不是目标，坚持不懈地追求健康饮食才是最重要的。

随着时间的推移，健康饮食将成为一种习惯，更好地帮助人们管理血压、改善健康、控制体重以及获得更好的自我感觉。

小结

要点

+ 保持健康的饮食习惯可以像服用药物一样降低高血压患者的血压。
+ DASH 饮食计划通过摄入蔬菜、水果和全麦食品来协助降低高血压患者的血压，这种饮食计划中的钠含量和脂肪含量低，钾、钙和镁等含量高。
+ 对钠敏感的人，钠会显著增加你的血压。
+ 无论是否患有高血压，每天将钠摄入量限制在低于 2300 毫克都是合理和安全的。
+ 血压一般会随体重的增加而升高，随体重的减轻而降低。减轻10 磅（约 4.5 千克）体重就可以帮助降低高血压患者的血压。
+ 要想缓慢而稳定地减肥，最好的方法是将健康的饮食计划和规律的运动相结合。

第2章
注意钠的摄入

在所有与高血压有关的问题中，没有一个问题比盐问题更受争议——特别是食盐中的钠。对钠的研究揭示了一个复杂的图景：在日常生活中，食盐是必不可少的。

尽管存在争议，但研究仍将限制钠的摄入作为降低高血压患者血压的手段。钠摄入量降低会对高血压患者、老年人、黑人和患有糖尿病或长期肾脏疾病的人产生较大影响。适度地摄入钠对人体健康有益，不论人的年龄、种族、性别或健康状况。

钠的作用和来源

钠作为人体必不可少的矿物质，有助于保持体液平衡和传递神经冲动，还能影响肌肉的收缩和放松。

人们可以从摄取的食物中获取钠。许多食物本身含有钠，但人体摄入的钠大约有77%来自工业化加工过程中的食品添加剂，约11%来自烹饪时。食盐是人体内钠的最常见来源。

对大多数成年人来说，钠的每日推荐摄入量为1500～2300毫克。但大多数美国人的每日摄入量远不止于此，平均为3100～4700毫克。

肾脏能调节体内钠的含量。当体内钠水平下降时，肾脏会减少钠的排出。当体内钠处于较高水平时，肾脏会通过排尿来排出多余的钠。遗传因素，药物以及心脏、肾脏、肝脏和肺部疾病都会影响肾脏调节钠水平的能力。

当肾脏无法排出多余的钠时，它会开始在血液中蓄积。由于钠会引起水潴留导致血容量增加，因此心脏必须超负荷工作才能使增加的血容量恢复正常，从而导致动脉血压升高。

人对钠的敏感度

人们对钠的敏感度因人而异。对一些人，包括一些患有高血压的成年人来说，摄入不同量的钠对血压的影响很小甚至没有影响。

对另一些人来说，摄入的钠过多会导致血压迅速升高，通常会触发慢性高血压加重。该效应被称为钠敏感性或盐敏感性。

大约 60% 患有高血压的美国人和 25% 血压正常的美国人都有钠敏感性。这种现象在黑人和老年人中更常见。患有糖尿病或长期肾脏疾病的人往往钠敏感性更高。

引起钠敏感的原因目前尚不清楚，但是遗传因素可能影响人体对钠的敏感度。钠敏感可以遗传，研究人员已经确定了与高血压（以及低血压）相关的几种基因。

没有简单的方法可以判断一个人是否对钠敏感。研究人员开发了一些可以检测盐敏感度的血液测试，但是还需要更多的研究来证实这些测试的可靠性。

减少体内钠含量还有另外一个重要原因。有研究发现，无论是否患有高血压，钠敏感度较高都会增加因心脏病或其他相关疾病死亡的风险。除升高血压外，钠敏感度较高还可能增加患肾脏疾病和心血管疾病的风险。

争议

建议所有人（不仅是高血压患者）限制钠的摄入以控制血压这个问题引发了争议。虽然限制钠的摄入对钠敏感人群有效，但是其他人减少钠的摄入对血压的影响很小。

专家指出，将低钠饮食与降低血压联系起来的研究并未得出有效的结论。换句话说，研究并未证明低钠饮食可减少因心脏病和脑卒中等与高血压相关的疾病而导致的死亡。

但是，许多大型研究结果表明，当钠的摄入量减少时，血压会下降，心脏病和脑卒中发作而导致的死亡率也会减少。减少钠的摄入量还可以降低患骨质疏松症、肾脏疾病和胃癌的风险。因此，尽管限制钠的摄入对一些人影响不大，但它对预防高血压，减少死亡率和致残率等方面有重大影响。

即使平均血压仅下降 2 mmHg，也可以给整体健康和幸福带来显著的积极影响。

美国心脏协会、美国医学协会和美国各政府机构将继续监测有关钠和血压的科学信息。他们支持限制钠的摄入，认为这是人们迈向健康合理、安全的一步。

DASH 饮食计划——钠研究和其他研究结果表明，在饮食健康的情况下限制钠的摄入的效果最好。例如，与单纯限制钠的摄入量相比，限制钠的摄入量与减轻体重和健康饮食相结合，能更有效地控制血压。

最新建议

美国疾病控制与预防中心建议所有美国人，尤其是儿童和青少年，将钠的每日摄入量限制在 2300 毫克以下。相当于一茶匙盐中钠的含量。

医生建议高血压患者少摄入钠，可以摄入一些富含钾的食物，这有助于进一步控制血压。

许多健康专业人员和组织，包括 Mayo Clinic，都支持低钠饮食。原因如下。

- 限制钠的摄入量可以降低高血压患者的血压。限制钠的摄入与改变其他生活方式相结合可以使高血压患者减少降压药物的用量。
- 限制钠的摄入量可以提高降压药物的有效性。即使您正在服用利尿剂，减少饮食中的钠也很重要。（在第 5 章中将详细介绍更多有关药物的信息。）
- 如果您有患高血压的风险，限制钠的摄入量并改变其他生活方式能降低患高血压的风险。
- 即使是没有患高血压的人，限制钠的摄入量也是安全、合理的。随着年龄的增长，它可以降低患高血压的风险。许多医生建议限制钠的摄入应该从幼年开始，以帮助预防可能在青少年时期出现的与血压有关的问题。

少摄入钠的挑战

医生或注册营养师通常会建议高血压患者减少钠的摄入量以降低血压。即使高血压患者没有被告知要减少钠的摄入，也要设法调整每天的摄入量。

当然，这说起来容易做起来难。研究结果表明，减少饮食中的钠摄入量非常困难。食盐可以为食物增添风味，并起到防腐的作用。

许多医生认为，真正的问题不是烹饪时过度添加的盐，而是添加在加工食品过程中的盐。人们摄取的盐中，3/4以上来自加工食品和餐厅售卖的食品，而非餐桌上添加的盐。

许多零售食品、休闲食品、快餐和餐厅食品中钠的含量远远超出推荐量。例如，1 杯鸡汤面约含 1100 毫克钠；一块再制干酪中可能含有 750 毫克钠。随着消费者越来越依赖方便食品和即食食品，钠摄入量过高的源头越来越多地落在食品加工行业。

因此，除了提倡改变个人生活方式外，卫生组织还强调采取公共卫生措施来降低钠的摄入量。

美国医学协会和美国公共卫生协会呼吁食品公司和餐厅采取相应的措施，在未来十年内将加工食品、快餐和餐厅食品中的钠含量减少至少一半。

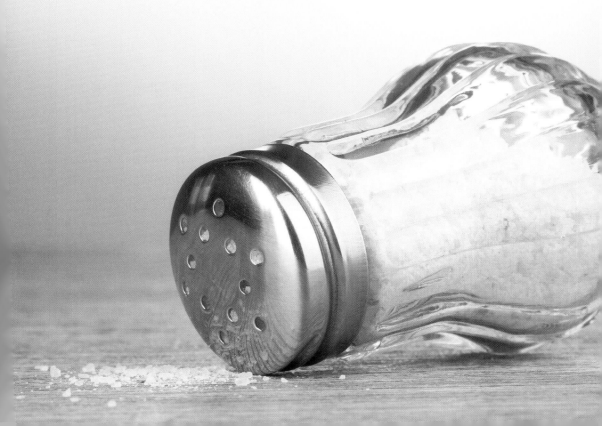

摄入钠的指南

以下指南旨在补充 DASH 饮食计划的不足。包含了一些钠含量低且可以经常食用的食物。

全谷物食品和淀粉

- 钠含量低于 200 毫克的全麦面包、面包卷和全谷物食品
- 自制的面点，例如，煎饼或饼干，不要使用乳酪，少放盐或不放盐
- 土豆、米饭和意大利面
- 无盐的爆米花、椒盐脆饼、薯条

蔬菜

- 新鲜蔬菜、无盐的冷冻蔬菜或低盐蔬菜罐头
- 无盐或低盐的番茄汁和蔬菜汁
- 无盐番茄罐头

水果

- 新鲜水果、冷冻水果或罐装鲜榨果汁

乳制品

- 脱脂或低脂牛奶、低脂和低盐乳清干酪
- 每盎司钠含量低于 200 毫克的低脂奶酪

下列乳制品应限量食用（每周 2 ~ 3 次）。

- 普通干酪和陈年天然奶酪，例如，砖状干酪、蒙特利·杰克奶酪和切达干酪

饮料

- 一份钠含量低于 70 毫克的瓶装水或饮料
- 自来水（钠含量因当地水质而异）

下列饮料应限量饮用（每日 1 ~ 2 份）。

- 含酒精的饮料
- 咖啡和茶
- 可可饮料（用可可粉制成）

调料

- 无盐番茄酱，无盐芥末酱，无盐烧烤酱等

家畜肉、家禽肉、鱼类和蛋类

- 未注盐水的新鲜或冷冻的家畜肉和家禽肉
- 新鲜或冷冻的鱼类和贝类（未煮熟，未注盐水或添加钠）
- 水浸金枪鱼罐头或其他水浸鱼罐头、未添加盐的鲑鱼罐头
- 蛋白

    以下动物性食品应限量食用（每周2~3次）。

- 低盐（含盐量为标准量的50%~60%）金枪鱼罐头等海鲜罐头
- 低盐腌肉和低盐奶酪
- 龙虾和螃蟹

主菜

- 不含盐的家常菜、汤和蔬菜罐头
- 含钠量低于600毫克/份的冷冻速食和钠含量低于600毫克的微波炉食品

- 低钠罐装肉汤等各种汤食

坚果、种子和豆类

- 低盐或无盐花生酱
- 无盐坚果和种子
- 低盐豆类食品

油脂（可少量食用）

- 植物油、人造黄油或黄油
- 钠含量少于200毫克的沙拉酱
- 蛋黄酱和无盐肉汤
- 奶油、干酪和酸奶油

甜食（尽量少吃）

- 钠含量低于200毫克/份的自制甜品
- 用新鲜水果做的，添加了明胶的果子露、冰激凌、果味酸奶等
- 果酱、果冻、蜂蜜、硬糖和软糖

公共卫生人员建议，可以通过缓慢减少加工食品中的盐，使人们适应含盐量较低的食物。这种做法已推行至英国等国家实行。纽约市卫生局已与多方构建合作伙伴关系以减少食品中盐的含量。

虽然限制钠的摄入量具有挑战性，但是微小的变化就可以带来积极的效果。随着人们逐渐减少钠的摄入量，味蕾将有所调整，对钠的偏爱也会减少，使人们得以享受食物本身的味道。

以下步骤可以帮助人们减少饮食中的钠含量。

多吃新鲜食物。蔬菜和水果等新鲜食物中钠的含量低于加工食品中的。蔬菜罐头和蔬菜汁中通常含大量食盐。

鲜肉的钠含量低于熏制或腌制的肉（如午餐肉、培根、热狗、香肠和火腿）的钠含量。熏制或腌制的肉中添加了食盐用于调味和延长保质期。某些鲜肉也被注入了食盐，并被贴上"用盐水溶液增添风味"的标签。购买时要注意检查营养成分标签，避免肉中钠的含量超过200毫克。

速食汤、冷冻食品、酱汁和其他速食产品中通常都添加了食盐。零食，例如，薯片、玉米脆片、椒盐脆饼、爆米花、饼干和坚果中都含有大量的食盐，应尽量少吃。可以选择新鲜的水果和未加工的蔬菜作为零食，也可以购买无盐的坚果。

选择低钠食品。某些钠含量高的加工食品有时会以钠含量较低的形式制备。人们经常会看到标有低脂或低热量的标签的食品，例如，各种速食汤、蔬菜罐头、腊肉、番茄酱和酱油。但是，食物中的脂肪含量或热量低并不意味着它的钠含量低。食品生产商有时会在低脂食品中添加额外的钠，使其味道更佳。

阅读食品包装上的标签。营养成分标签会告诉人们所购买的食物的钠含量。

选择含钠量低于200毫克的食物。钠含量占比为5%的食品为低钠食品，而钠含量占比为20%的食品则为高钠食品。人们可能发现，有些非处方药中也含有大量钠。例如，一些抗酸剂、碱化剂、泻药和止咳药。经常服用此类药品的患者要仔细检查标签或询问药剂师其钠含量。

做饭时不要加盐。煮米饭，做面食和加热麦片时不要加盐。尽可能从食谱

了解有关钠的术语

以下是许多食品标签上与钠有关的术语的含义。

+ **无钠或无盐**：每份含 5 毫克或更少的钠。
+ **极低钠**：每份含 35 毫克或更少的钠。
+ **低钠**：每份含钠量低于 140 毫克。
+ **少钠**：该产品的含钠量比标准版低至少 25%。
+ **轻钠**：该产品的含钠量比标准版低至少 50%。
+ **无盐或未添加盐**：在食物加工过程中不添加盐。但是，带有这些标签的某些食物中的钠含量可能仍然很高，因为原料中有盐。

一些含还原钠的食品或低钠食品可能仍含大量钠。当普通产品含钠量很高时，将其钠含量减少 25%～50% 可能效果并不明显。例如，一份普通的速食鸡汤面每杯含约 1100 毫克钠，而低钠速食鸡汤面每杯仍含 820 毫克钠。因此购买前要仔细阅读标签。

中除去盐。请记住，少量盐中含有 1/8 茶匙的钠。在某些食谱中，人们可以根据自身情况选择无盐产品或普通产品。例如，食谱中有 16 盎司（约 448 克）番茄酱，可以选择 8 盎司（约 224 克）无盐番茄酱和 8 盎司（约 224 克）普通番茄酱。

不要在桌子上摆放食盐。在品尝食物之前不要加食盐。如果食物需要更多的风味，请加其他调料，例如，柠檬、胡椒粉或不含钠的混合草本香料。如果调料含食盐，请查看调料的成分表，了解除了食盐还有哪些调料成分，并尝试寻找替代品。例如，使用大蒜粉或洋葱粉来代替大蒜盐或洋葱盐。

冲洗罐装食物。清洗罐装的蔬菜和肉类可以除去一些钠，但不是减少饮食中的钠的好方法。它仅能除去约 1/3 的钠。因此，最好选择新鲜蔬菜或冷冻蔬菜。

钠总量

额外建议：尝试使用草本香料以提升各种食物的口感。

提示：用水将干的草本香料浸泡几分钟，以提取风味物质，再添加到食物中。

烹制家畜肉、家禽肉、鱼类使用的香料	
牛肉	月桂叶、芥末、山葵、马郁兰、肉豆蔻、洋葱、胡椒、鼠尾草、百里香
鸡肉	罗勒叶、莳萝、新鲜番茄、姜、牛至叶、辣椒粉、欧芹、迷迭香、鼠尾草、龙蒿、百里香
鱼类	月桂叶、咖喱粉、莳萝、芥末、柠檬汁、辣椒粉
羊肉	蔓越莓、咖喱粉、大蒜、迷迭香
猪肉	蔓越莓、大蒜、洋葱、牛至叶、胡椒、鼠尾草
牛犊肉	月桂叶、咖喱粉、姜、牛至叶
蔬菜	
西蓝花	柠檬汁、牛至叶
胡萝卜	肉桂、蜂蜜、肉豆蔻、橙汁、迷迭香、鼠尾草
花椰菜	肉豆蔻、茴蒿
玉米	香葱、小茴香籽、新鲜番茄、青椒、辣椒粉、欧芹
四季豆	莳萝、柠檬汁、肉豆蔻、龙蒿、无盐法式酱
豌豆	薄荷、洋葱、欧芹
土豆	莳萝、大蒜、青椒、洋葱、香菜、鼠尾草
西红柿	罗勒叶、莳萝、洋葱、牛至叶、欧芹、鼠尾草
低钠汤	
奶油汤	月桂叶、莳萝、辣椒粉、花椒、龙蒿
蔬菜汤	罗勒叶、月桂叶、咖喱粉、莳萝、大蒜、洋葱、牛至叶
其他	
爆米花	咖喱粉、大蒜粉、洋葱粉
米饭	罗勒叶、小茴香籽、咖喱粉、青椒、牛至叶
沙拉	罗勒叶、莳萝、柠檬汁、香菜、醋

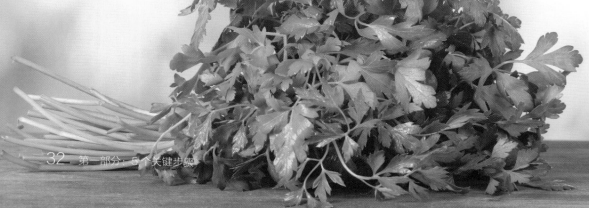

克服对盐的需求需要多长时间？

人们的味蕾需要数周至数月才能完全适应少盐食物的味道。食盐替代品可能会帮助人们逐渐适应，但请谨慎使用。

这是一个饮食示例：为了减少脂肪摄入，许多人已经从喝全脂牛奶改为喝脱脂牛奶。当他们第一次做出转变时，脱脂牛奶可能喝起来无味并变淡了。但是，当他们适应脱脂牛奶后，他们发现全脂牛奶开始变得浓稠了。

减少调料的使用量。 腌鱼酱、番茄酱、芥末酱等酱料和其他调料中的钠含量都很高，泡菜和盐渍橄榄等配菜也是如此。香草粉、大蒜粉、洋葱粉和胡椒粉，不含盐的番茄酱、芥末酱、烧烤酱、柠檬汁和醋，山葵酱和配餐酒（不包括烹饪酒）都能使饭菜更加味美。

谨慎使用代盐。 在尝试使用代盐之前，请向医生咨询。有些替代品可能含食盐和其他化合物的混合物。为了保证食物的口感，最终可能使用更多代盐。

氯化钾是某些低钠食品（如肉菜汤或肉汤）中的常见成分。如果患者有肾脏问题或正在服用某些药物（如保钾利尿剂）来治疗高血压或心力衰竭，那么，大量食用这些食品会发生危险。

不要用盐来"净化"食物。 信奉犹太教的人会在新鲜的牛肉、羊肉、鹿肉等"洁食肉"上撒盐来"净化"它们。但不建议这样做，你可以用平底锅将肉煎熟，以除去血水。如果买来的肉中有盐，可以将肉放入盛有冷水的大锅并煮沸，再捞出肉食用即可；如果想除去肉中所有盐，就可以重复此操作。

如果吃肉前必须将肉"净化"，就可以用以下方法。首先，将未煮过的肉放在水中浸泡 30 分钟。然后，用食盐水再次将其浸泡 30 分钟，而非简单冲洗。如果需要，可以将其浸泡两次。

总结

要点

+ 对钠敏感的人摄入钠会导致其血压明显升高。
+ 无论是否患有高血压，将钠的摄入量限制在每天 2300 毫克以下都是合理和安全的。

体育锻炼和健康饮食对降低与控制高血压患者的血压至关重要。规律的体育锻炼可以降低高血压患者的血压，其功效不亚于某些降压药物。

高血压如此常见的一个原因可能是人们缺乏锻炼。由于现代设施的便利和空闲时间的不足，美国人普遍缺乏体育锻炼。

美国疾病控制与预防中心的一项调查结果显示，美国成年人中达到了《美国人体育锻炼指南》中推荐的有氧运动和力量训练强度的只有 20%。美国成年人中两种运动形式都未达到推荐强度的占几乎一半。

通过体育锻炼来降低血压并不意味着要长时间待在健身房。你不可能不劳而获，但也不必把自己的忍耐力推向极限。只需要保持专注，尽一切努力把体育锻炼纳入日常生活。

适度的体育锻炼对人们的心血管健康和整体健康非常有益。获得这些益处的关键因素之一是进行规律的体育锻炼。

进行规律的体育锻炼的一种方法是找到适合自己的运动。记住：任何能让人动起来的方式都可以采纳，不论是快步走、游泳还是其他运动。

你是否健康?

1. 你有足够的精力去享受你喜欢的运动吗?
   1. 很少或从不
   2. 有时
   3. 总是或经常

2. 你有足够的精力和能力来完成日常生活中的任务吗?
   1. 很少或从不
   2. 有时
   3. 总是或经常

3. 你能否走一英里而不筋疲力尽?
   1. 否
   2. 有时
   3. 是

4. 你能否爬两层楼的楼梯而不感到疲倦?
   1. 否
   2. 有时
   3. 是

5. 你能否轻易地触碰到你的脚趾?
   1. 否
   2. 有时
   3. 是

6. 你能否在进行轻度到中等强度的运动,如快步走时与人交谈?
   1. 否
   2. 有时
   3. 是

7. 你每周花几天做至少 30 分钟中等强度的锻炼,如快步走或打扫落叶?
   1. 0 ~ 2 天
   2. 3 ~ 4 天
   3. 5 ~ 7 天

» 你的得分是多少?

　　你选择的答案的序号就是相应的分值。把你的答案对应的分值加起来就是你的总分。

A. 如果你的总分是 18~21 分,恭喜你! 你的身体是健康的。

B. 如果你的分数是 13~17 分,那么说明你的身体还算健康,但是锻炼水平还需要提升。

C. 如果你的分数是 7~12 分,那么把锻炼身体作为你的首要目标吧。

规律锻炼的益处

体育锻炼对控制血压很重要，因为它能使人们的心脏更强壮，提高心脏的泵血效率。心脏的泵血效率越高，施加在动脉上的压力就越小。

规律的体育锻炼可以降低 4~9 mmHg 的血压。对于有患高血压风险的人，规律的体育锻炼可以延缓病情发展。对于患有轻度高血压的人，规律的体育锻炼可以避免用药物来控制血压。对于正在服用药物来控制血压的人，规律的体育锻炼可以更有效地降低血压。

体育锻炼可以在很多方面改善人们的健康。它可以帮助人们控制血压，可以降低心脏病发作、患高胆固醇、糖尿病、骨质疏松和某些癌症的风险，体育锻炼还可以帮助人们改善情绪，更好地管理压力以及获得更好的睡眠。

此外，规律的体育锻炼有助于减重。当体重增加时，血压会随之升高。当体重下降时，血压也会随之下降。最成功的减重方法就是在一周内进行中等强度的规律锻炼。

锻炼与强度

多年来，人们一直认为只有进行高强度的体育锻炼才可以保持和促进身体健康，导致人们对运动形成了一种"全或无"的态度，从而不进行规律的体育锻炼。

但研究结果表明，轻度的体育锻炼对血压的控制和整体健康也有益，比不进行任何体育锻炼要好得多。

对大多数健康的成年人来说，美国卫生与公众服务部推荐的运动指南非常有效。

做有氧运动。每周至少进行 150 分钟的中等强度有氧运动或 75 分钟的高强度有氧运动。中等强度运动是指强度适中，呼吸和心跳稍有加快，人们可以在自感劳累量表上把这种运动强度判定为 11~14。当然，人们也可以把中等强度运动和高强度运动相结合。运动指南建议在一周内按照要求做有氧运动。

力量训练。每周至少做两次力量训练。运动指南中没有规定每次力量训练的具体时长。

体育锻炼与运动

　　体育锻炼和运动这两个术语密切相关，而且经常被混为一谈，但两者有区别。体育锻炼是所有可以消耗热量的身体活动，例如，打扫落叶或带狗散步。运动是一种具有结构化形式的体育锻炼。它通常包括加强身体的一部分功能并改善心血管健康的重复性活动。例如，散步、游泳和骑行。

　　因此，运动是体育锻炼的一种形式，但并不是所有的体育锻炼都符合运动的定义。无论哪种锻炼形式，即使它不是以一种结构化、重复的形式进行的，都可以获得许多益处。

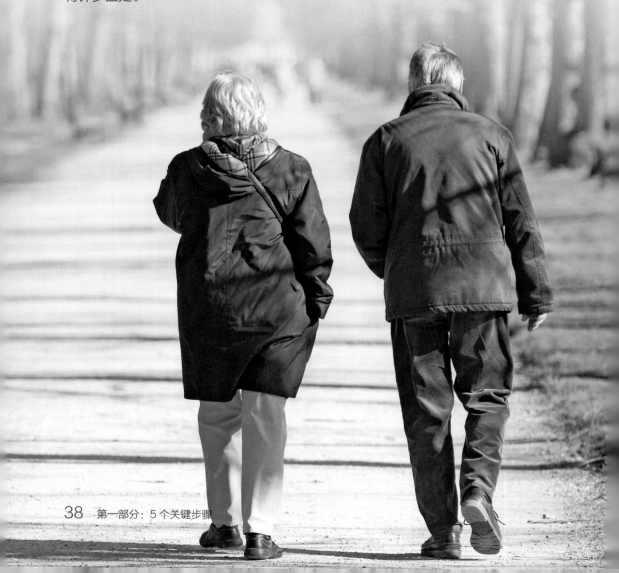

自感劳累量表

运动强度反映了人们消耗的氧气量。自感劳累量表可以估算运动强度。自感劳累指在锻炼期间付出的努力和承受的压力，包括心率、呼吸频率、出汗量和肌肉疲劳程度。

量表中从 6~20 依次表示劳累程度，6 代表身体处于休息状态，20 代表运动强度到达极限。从 11~14 是中等强度运动范围。人们可以在运动时判断自己的运动强度。例如，为了保持适当的步速，将一次轻松的海滩散步的运动强度提高到劳累量表上的 11 左右。

自感劳累量表

6（休息状态）	10	14	18
7- 非常非常轻	11- 相当轻	15- 用力	19- 非常非常用力
8	12	16	20（到达极限）
9- 非常轻	13- 有点儿用力	17- 非常用力	

© Borg G. Borg Rating of Perceived Exertion Scale. 1998.

人们对运动强度的感知比自己认为的劳累水平更重要。例如，以每小时 3~4 英里（4.8~6.4 千米）的速度快走，对身体好的人来说可能是轻度运动，但对身体不好的人来说却是剧烈运动。上述两种人都能受益于他们所认为的中等强度运动，尽管他们走路的速度不同。

除了日常的娱乐活动和运动，如散步、骑自行车和跳舞，运动指南还建议人们进行日常活动，如园艺、洗车、打扫房子和爬楼梯。一天中走动的时间越多，通过日常活动消耗的热量就越多，获得的益处也越多，比如用脚打拍子、洗衣服和扫地（被称为非运动性日常活动热效应，或 NEAT）。

在繁忙的日程中，不必将一项活动集中于一段时间内完成。一整天活动的累积效应才是最重要的。

例如，早上骑行一会儿，上班时用爬楼梯代替坐电梯，下午花时间整理花坛，这些运动量相加相当于在健身房锻炼一次。

然而，并不是所有类型的日常活动都能算作力量训练。可以算作力量训练的活动应该是中等强度的，呼吸，心跳都稍加快。在自感劳累量表上，这种运动强度为 11 ~ 14。

也就是说，不要低估剧烈运动的益处。建议条件合适的人进行高强度运动是合理的，这些运动指南是为了补充而不是取代之前的建议。运动强度越高，带来的益处越大。例如，间歇训练——在运动过程中进行的 60 ~ 90 秒的短时间剧烈运动，已经被证明对有效地提高身体素质特别有益。即使对有心脏病史的人来说也是如此。

重要的一点是，在一周的大部分时间里都要做 30 ~ 60 分钟的体育锻炼。

应该做什么样的锻炼？

体育锻炼通常包括三个部分：有氧运动，可以提高心肺功能（心血管健康）；柔韧性锻炼，可以提高关节和肌

怎样才能找到时间去运动？

缺乏时间似乎是运动的常见阻碍。但通常情况下，真正的阻碍是日常事务优先级而不是时间。为了进行更多的体育锻炼，人们可能需要花更少的时间做其他事情，例如，少花半小时看电视或上网。这里有一些方法可以让健身运动融入人们的日常生活。

+ 午餐后步行 10 分钟，或者晨起散步。
+ 在工作间隙，站起来伸展一下身体，四处走走。
+ 与其寻找从一个地方到另一个地方的近路，不如寻找能多走一两分钟的路。
+ 定期和朋友一起进行体育锻炼，这有助于保持运动积极性。

肉的灵活性；强化运动，可以建立和维持骨骼和肌肉质量。

在这三种体育锻炼中，有氧运动对血压的影响最大。但这三种锻炼都很重要。

当一项活动会对人的心、肺和肌肉产生额外的能量需求，增加耗氧量时，它就是有氧运动。它可以帮助身体产生更多的能量，不会很快疲劳。做有氧运动还有助于增强人们的毅力和耐力。

如果打扫屋子、打高尔夫球或游泳的自感劳累度在 11 ~ 13，那么它们都是有氧运动。其他常见的有氧运动形式包括以下几种。

散步

很多人喜欢散步，因为它不需要特殊的运动技能或指导。人们可以改变路线以保持散步的趣味性。散步是一项可以单独或和朋友一起享受的运动。

散步时，要穿能给脚提供支撑力和牵引力的鞋。长期不活动且身体不健康的人在开始散步时，建议先慢速走5 ~ 10 分钟。在能忍受的情况下，逐渐增加散步的强度和持续时间。每次散步都要持续 30 ~ 60 分钟。

慢跑

慢跑是一种很好的有氧运动，因为它能在相对较短的时间内使人们的心脏、肺和肌肉得到很好的锻炼。同时，慢跑不一定要费力才能产生积极的效果。人们可以按适合自己的速度跑。

像散步一样，慢跑不需要很多装备，只需要一双适合自己的鞋。

要注意的是，在开始慢跑之前，需要做一些热身活动使心血管系统得到调节，肌肉得到强化。在已经好几个月没有活动的情况下，建议从散步开始。当可以在30分钟内舒适地步行 2 英里（3.2千米）时，就可以尝试慢跑和散步交替进行了。逐渐增加慢跑的时间并减少散步的时间。

为了最大限度地降低肌肉受伤和关节不适的风险，每周慢跑不要超过3 ~ 4 次，尽量隔天进行。患有关节炎的人做这种运动会导致膝盖、臀部或脚踝疼痛或不适。

骑行

骑行也是个不错的选择。这种低冲击力的运动对患有关节炎等问题的人是很有益的。循序渐进，每周 3 ~ 6 次，每次30分钟以上，每次骑行都可以换场地。

活动指南

活动	150 磅（约 68 千克）成人每小时消耗的热量
打一场篮球比赛	544
投篮	306
骑行	510
跳舞	530
做园艺	258
割草（使用推式割草机）	374
玩触身式橄榄球	544
打排球	272
打扫落叶	258
跑步［每英里（约 1.6 千米）13 分钟］	408
铲雪（手动铲雪，适度用力）	360
爬楼梯（慢节奏）	272
游泳（自由泳或爬泳，缓慢、轻度或中度用力）	394
散步（在平坦、坚实的地面上，中等速度）	238
散步（在平坦、坚实的地面上，快速）	476
洗车并给汽车打蜡	136
擦窗户和地板	238
水上健美操	374
手动操控轮椅［坚固、平坦表面，2 英里（约 3.2 千米）/ 小时］	224

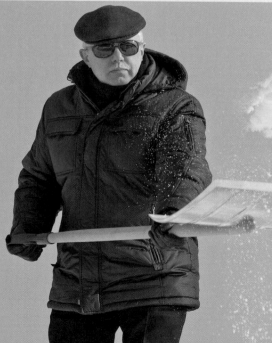

注: Based on © Ainsworth BE, et al. 2011 compendium of physical activities: A second update of codes and MET values. *Medicine & Science in Sports & Exercise*. 2011; 43: 1575.

怎么知道自己的身体是否适合锻炼？

体能是一种个人素质，它受年龄、性别、基因组成、饮食习惯、活动水平和健康状况的影响。当人们能完成以下几点时，就说明自己适合锻炼。

+ 完成日常工作不会太累，仍然有精力享受生活。
+ 走 1 英里（约 1.6 千米）或爬几层楼梯不会感到喘不过气，也不会感到腿部沉重或疲劳。
+ 在进行中等强度的运动（如快走）过程中，可以用短句进行简短的交谈。

如果你的身体不好，你会觉得很累，并很快就会感到疲劳，由于跟不上同龄人的节奏，你会避免参加某些活动，因为你知道你很快就会疲倦。

要挑战自己，通过设置齿轮、使脚踏板变硬等方式，制造费力的骑车过程。这会使肌肉疲劳，但往往不能有效地锻炼心肺功能。以更快的节奏踩脚踏板，例如，每分钟 80～100 转，可以减少膝盖的压力，还可以提供有氧运动的益处。

担心交通安全或不想出门的人可以选择固定式自行车。固定式自行车可以是直立式的，也可以是卧式的。要选择适合自己的自行车。

骑固定式自行车主要是为了锻炼下肢，但有些自行车的车把会移动，

这会增加人们对心脏和肺做功的需求。膝盖有问题的人可以将阻力调整到较低的参数，并在蹬脚踏板时保持膝盖弯曲。

游泳等水中运动

游泳是一项可以很好的调节心血管健康的运动，因为它能调动心脏和肺以及身体的所有肌肉，并对关节进行很温和的锻炼。对患有关节炎或其他关节疾病的患者而言，游泳是很好的有氧运动。每周尝试几次时长约 30 分钟的游泳是不错的选择。

如果不能适应游泳，可以考虑水中

有氧运动或在游泳池中行走。水中的阻力相当于空气中的 12 倍，因此在游泳池中行走需要施加更大的力量来克服一定的阻力。同时，水的浮力可以防止跌倒，并有助于下肢血流障碍患者的血液循环。

运动器械

六种基本运动器械中的每一种都能提供特定的益处，帮助人们提高做有氧运动的能力。除了前面提到的固定式自行车，还有划船机、跑步机、台阶机、越野机和椭圆机。

一般来说，人们在购买一种运动器械时，会重视付出后能得到的回报。要仔细阅读保修单——它通常是质量的标志，还要确保设备牢固，没有暴露的电线或链条，并且运行平稳。注意，应避免使用带有弹簧操作部件的设备。

可以咨询当地健身房或健身俱乐部的专业人士以获得建议，并尝试不同型号的运动器械。

运动量应为多少？

无论选择做什么运动，肌肉和关节都需要时间来适应。如果一直不运动，可以从 5～10 分钟的运动开始，然后以 1 分钟为增量，逐渐累积。

开始时可以尝试每周做 3 次运动。在习惯运动后增加运动的天数。逐渐增加运动时间能减少受伤和身体不适的风险。

每天尽可能地活动起来。至少，每周做 150 分钟以上的中等强度有氧运动（请参阅前文的"运动指南"），相当于大约 30 分钟的中等强度运动。强度较低的活动需要花费较多的时间，强度较高的活动只需要花费较少的时间。

运动和血压

当在家监测血压时，为了得到血压水平的真实情况，应该选择在运动前而非运动后测量，因为血压在运动后的一段时间内可能暂时降低。

体重越重，消耗热量需要的时间越短。同样，体重越轻，消耗热量所需的时间就越长。然而，如果患者用 30 分钟作为指导，那么将接近需要的最少活动量。

记住，如果很难从繁忙的日程中抽出 30 分钟，可以在一天内积累自己的活动量。早餐或午餐后散散步；把车停在离工作地点较远的地方，步行到办公室。在日常生活中寻找更多的活动机会。

下面的基础健身计划概述了如何开始一项活动，如何随着体能的提高而增加活动时间或提高强度以及如何通过增加力量训练来提高整体体能。

基础健身计划

任何人都可以做运动，无论年龄、体重或经历如何，开始运动永远不会晚。但迈出第一步，更多地活动起来，并不像看上去那么容易。

很多人开始运动但没有坚持下去，往往是因为他们试图做得太多、太快。全或无的心态会使人沮丧，可能造成身体上的损伤。应该根据自己的体能水平、健康问题、可用来运动的时间和积极性来调整期望值。

患有慢性疾病或患有心血管疾病的人可以采取特别的预防措施。

患有心血管或肺部疾病、糖尿病、关节炎、肾脏疾病或任何需要医疗保健的疾病的人在开始运动计划前请向主治医生咨询。

患有心脏病、肺部或其他部位严重疾病的人，在进行运动前要请主治医生进行检查，确保无以下症状。

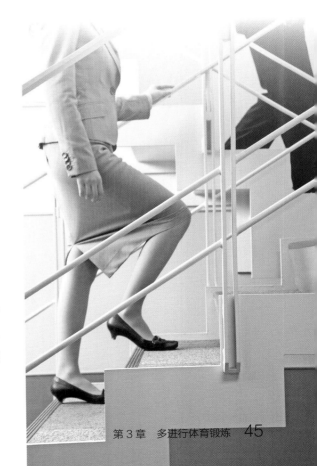

- 进行体力活动时，胸部、颈部、下巴或手臂疼痛或不适
- 因运动或劳累而头晕或昏厥
- 休息、躺下或睡觉时，呼吸急促伴轻度劳累
- 脚踝肿胀，尤其是在晚上
- 心率加快
- 医生诊断的心脏杂音
- 走路时小腿疼痛，休息后疼痛消失

最后，如果出现以下两种或两种以上情况时，在进行剧烈的体力活动之前，请与医生沟通。

- 45 岁以上的男性或 55 岁以上的女性。
- 男性在 55 岁之前和女性在 65 岁之前患心脏病的家族史。
- 在过去 6 个月内吸烟或戒烟。
- 超重或肥胖。
- 连续 3 个月以上没有进行每周 3 天、每天至少 30 分钟的运动。
- 患有高血压或高胆固醇血症。
- 糖尿病前期。

如果正在服用药物，应向医生询问体力活动是否会改变药物的作用方式。例如，治疗糖尿病和心血管疾病的药物，运动可能导致脱水、平衡能力受损和视力模糊。有些药物会影响身体对运动的反应。

设定目标

设定目标是努力达到期望值并保持积极性的一种方法。要根据个人体能水平、健康状况、可用来运动的时间和积极性来设定自己的目标。开始时试着设定一些简单的目标，这些目标可以在相当短的时间内实现。那些过于高远或需要很长时间才能实现的目标很容易令人感到沮丧，从而放弃运动。

通常，总体目标（结果目标）可以通过一系列相互影响的小目标（过程目标）来实现。例如，如果你患有高血压，你的结果目标之一应该是达到你和你的医生设定的目标血压水平。另一个结果目标是减肥。这些结果目标可以是以下几点。

- 在 6 个月内降低收缩压 4 mmHg，舒张压 2 mmHg。
- 在 6 个月内减重 5 磅（约 2.2 千克）。

通过一系列过程目标来计划实现这些结果目标。以下是一些示例。

- 上班时用爬楼梯代替乘坐电梯。
- 每天下午至少活动 15 分钟。例如，做园艺、整理院子或做家务。
- 每周 3 天步行 30 ~ 60 分钟。

- 每周做 2 天强化运动。
- 在所有运动前后进行拉伸。

请注意，过程目标通常涉及具体的活动。把所有的目标都写下来，随时准备改变或调整它们以适应自己的需求。几天之内，如果发现目标不适合自己，可以不断尝试一些新的活动，直到找到适合自己的目标。请记住，尝试的每一个活动都是朝着实现目标和健康愿景迈出的一步。无论成功与否，每个尝试过程都能帮助人们了解自己，激发想象力。

结果目标有助于人们专注于期望的结果，并朝着目标不断前进。那些能坚持6 个月体育锻炼的人通常会把运动变成一种习惯。

准备好运动服装和装备

运动服装的选择取决于所选择的活动、运动时的天气以及运动地点。

选择舒适、无限制的运动服装，会让人产生安全感。运动会使身体产生热量，因此不要穿过于厚重的服装。

如今的运动服通常使用高科技性能的面料，可以将汗液从皮肤抽吸到衣服的外表面，使汗液蒸发得更快。这种面料不会阻止身体出汗，还会使皮肤保持干燥。

运动鞋可能是最重要的运动装备，因为在许多活动中，脚承受着最大的冲击力。鞋子的宽度要适当，要有缓冲、减震、支撑足弓的功能，并要有一定的弹性，还要为脚趾留出一定的空间。

好的运动鞋是左右平稳的，它有摇杆鞋底设计，在自然的行走运动中支持脚绕圈和推开脚趾。如果是步行，只要脚感舒适、有支撑力，穿跑鞋也是可以的。

如果是慢跑或跑步，要避免穿专为散步设计的鞋子。当跑步时，脚承受的冲击力更大，因此应该选择能够提供额外的缓冲的运动鞋，以保护骨骼和关节。

如果你打算骑行，就要找一个通风良好、易于使用的头盔和一条舒适的肩带。如果无法调整头盔以适应头部大小，尽量不要使用。头盔从前面向上推时应保持在原位，不应向任何方向倾斜或滑动。建议购买之前试戴。

热身和拉伸运动

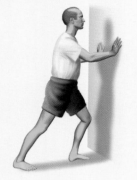

小腿伸展

　　站在离墙一臂远的地方。双臂支撑在墙面上。一条腿向前屈曲。另一条腿向后伸直，脚后跟朝下。保持背部挺直，臀部向墙壁方向移动，直到感觉伸直侧小腿有轻微的拉伸感。保持 30 秒，放松。换另一条腿练习。

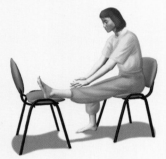

腿后肌群伸展

　　取两把椅子，坐在其中一把椅子上，一条腿伸直，放在另一把椅子上，背部挺直，上半身前倾，直到大腿后部有轻微的拉伸感。保持 30 秒，放松。另一条腿重复上述动作。（也可以在地板上做该练习，一条腿向前伸展，另一条腿向后屈曲。）

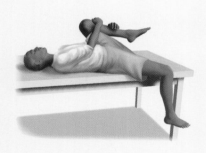

拉伸大腿上部肌群

　　平躺在床上，一条腿和臀部尽可能地靠近床的边缘，小腿放松，悬在床边。将另一条大腿和膝盖用力拉向胸部，直到下背部与桌面贴合。保持 30 秒，放松。另一条腿重复上述动作。

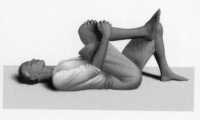

下背部伸展

　　平躺在平面上，如地板或床上，双腿屈曲，双脚平放在地面上。抓住一侧膝盖，拉向肩膀，当下背部有拉伸感时停止。保持 30 秒，放松。另一条腿重复上述动作。

简单的强化训练

壁式俯卧撑

站在离墙足够远的地方，双臂支撑在墙面上，微微屈曲。缓慢屈肘，身体向墙壁倾斜，用手臂支撑身体的重量。然后伸直双臂，恢复站立姿势。做该练习能加强手臂和胸部的肌肉力量。

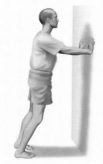
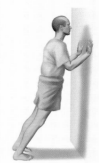

登阶运动

找个小脚凳或者站在楼梯前。利用前脚的力量，把身体抬到小脚凳或台阶上。然后后退到起始位置。当做登阶运动时，保持背部挺直，腹部肌肉紧绷。确保脚完全踩在凳面台阶上。可以从高度较低的台阶开始练习。在这个练习中，身体形态比台阶高度更重要。练习时，注意双脚交替登阶。

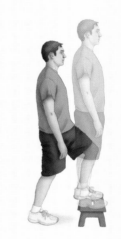

单臂弯曲

站立，双脚分开，与肩同宽。为了进行抗阻训练，可以手持一个半加仑（1.89升）的牛奶罐。屈肘，直到手与肩同高。保持住，然后缓慢放下手臂。这可以增强肱二头肌的力量，有助于搬运东西和举起重物。提起牛奶罐时请记住保持手腕伸直，不要屈曲手腕。

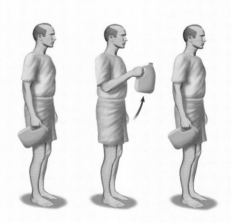

一定要根据自己的身高和臂长来调整自行车的座鞍。当坐在车上、脚放在离地面最近的踏板上时，腿应该几乎伸直。在持续关注路况的同时，必须能够握住车把、踩刹车和换挡。

花点儿时间拉伸

柔韧性是在整个可活动范围内移动关节的能力。可以通过定期拉伸肌肉来增加或保持柔韧性，特别是在运动前后拉伸。拉伸可以改善运动时人的协调能力、纠正运动姿势，减轻身体压力，降低受伤的风险。

在运动前拉伸 5 ~ 10 分钟有助于更好地进行接下来的有氧运动。在拉伸之前一定要进行短暂的热身，因为直接拉伸僵硬的肌肉容易受伤。简单的拉伸如前所示。

如果在锻炼中只有一次拉伸的时间，那么就放在运动后，肌肉放松并且更容易接受拉伸时，拉伸 5 ~ 10 分钟。这样做可以提高肌肉和关节的整体柔韧性，有助于预防疼痛。

强调有氧健身

在日常生活中，每天至少花 30 分钟做一些有氧运动，例如，散步、慢跑、骑自行车和游泳。这将提升机体的摄氧量，使心脏，肺和血管可以有效地运输大量的氧气。因此可以产生更多的能量，不会很快疲劳。做有氧运动还可以燃烧更多的热量，控制食欲，增强耐力，提高睡眠质量。

根据自己的健身水平，有氧运动的强度应该从"相当轻"到"有点儿用力"逐渐过渡。如果是一直不活动且身体不好的患者，可以在开始时以很慢的速度运动 3 ~ 5 分钟，然后逐渐增加运动时间，每次增加 1 ~ 3 分钟，同时提高运动强度。许多人狂热地开始一项强度很高的健身计划，当感到肌肉和关节疼痛或受伤时就停止了。

当已经运动了一段时间并且准备就绪时，逐渐加速或每天增加几分钟的运动时间。例如，如果每天运动 30 分钟，那么试着每天运动 45 ~ 60 分钟。

进行有氧运动时，请牢记以下建议。

进行各种运动。一直做同样的运动会使人感到无聊并对运动计划丧失兴趣。考虑一下不常见的有氧运动，如皮划艇、交际舞或水上运动。此外，可以尝试交替进行分别着重上、下半身的

力量训练指南

+ 缓慢并小心谨慎地完成所有动作。如果不能保持身体状态良好和运动姿势正确，那么就降低训练强度或训练频率。
+ 高血压患者举重前请先向医生咨询。如果高血压未被控制，举重会导致血压急剧上升，这种行为是很危险的。
+ 正常自由地呼吸，当举起重物时呼气，当放下重物时吸气。举重时屏住呼吸会使血压急剧上升。
+ 任何部位感到疼痛时，立即停止运动。
+ 锻炼前后拉伸肌肉。拉伸前要热身。
+ 开始力量训练后几天出现轻微的肌肉酸痛是正常的。在两次力量训练之间至少间隔一天，以便肌肉得到休息。

健身运动。做至少两种运动（交叉训练），可以减少肌肉和关节过度使用、损伤或不充分使用的发生。

灵活改变运动计划。 在过度疲劳或感觉不舒服时，不要强迫自己去运动，可以稍作休息。等状态恢复后再执行运动计划。

倾听身体的声音。 缓慢开始，给身体足够的时间去适应增加的运动量。拉伸是保持肌肉和关节柔韧性及活动范围的关键。运动后出现肌肉酸痛是常见的，尤其当它是身体未做过的运动时。但运动中的疼痛可能发出不同的信号。

注意避免过度劳累或运动应激。

增强体力

每周至少两次花 20~30 分钟做有助于增强肌肉力量和耐力的运动。力量训练又称阻力训练或举重训练。这并不意味着体重的增加。这些运动增加的肌肉量只是为人们提供燃烧热量和控制体重的更大的"引擎"。

随着年龄的增长，力量训练越来越重要，因为肌肉量会随着年龄的增长而减少。拥有更大的肌肉力量也会使有氧运动更容易。此外，强壮的肌肉、肌腱和关节有助于保护人们免于跌倒和骨折，降低受伤的风险。

将肌肉逆着相反的方向（如重量或重力）推拉时，就可以增强肌肉力量。这种阻力可以通过多种方式来获得，例如，移动或推压自己的体重，拉动橡皮筋或举起杠铃和哑铃等重物。

锻炼肌肉所需的重量或阻力取决于自己目前的力量。选择感觉自己正在"有点儿用力"的强度上进行锻炼的阻力。当变得更强壮时，就可以增加重量、阻力或训练频率。详见"力量训练指南"。

如果从未使用过力量训练设备，得到专业人士的指导是很重要的。在使用设备之前，需要学习正确的使用方法、安全预防措施以及与设备有关的各种运动技巧和要领动作。

如果预算不够，可以使用装满豆子或硬币的袜子，以及装满水或沙子的牛奶罐，代替力量训练设备。也可以在运动器材商店按重量购买二手杠铃片。阻力带可以帮助锻炼核心肌群。

从举重 1 次开始，可以轻易地举起 8 次，最多重复 12 次。如果是初学者，可能发现自己只能举起 1 ~ 2 磅（0.45 ~ 0.9 千克）。这些重量会使肌肉疲劳，但不会引起疼痛。

如果开始时重量、阻力过大或训练过于频繁，可能会损伤肌肉和关节。要在身体习惯运动后逐渐增加运动强度。

找到坚持运动的方法

大多数人可以在开始健身计划后的 3 ~ 9 个月内取得理想的效果。从那时起的目标就是保持现有的运动水平。可以采取以下方法让自己保持运动。

跟踪自己的健身进程。用日记来跟踪自己的健身进程。记录身体状况有助于保持动力，继续进行运动。

调整自己的运动计划。为了变得更健康，可以调整自己的运动强度和持续时间，以更好地适应自己的兴趣和生活方式。

尝试新的运动。通过参与不同的、更具挑战性的运动，使自己在锻炼时保持愉快。同时要想办法让家人参与自己的运动。

运动和控制体重

当规律的体育锻炼与适当的营养相结合时，就能达到数百种饮食法所承诺的、但似乎从来没有达到的效果。规律的体育锻炼可以帮助人们减肥并保持体重。简单地说，运动能消耗热量。当消耗的热量比摄入的多时，身体的脂肪含量就会减少。

下面是减重的原理。人体需要一定的能量来维持生命功能。当运动时，身体各部位会更努力地工作来摄入更多的能量。即使在运动后，身体在几个小时内仍在以较快的速度燃烧热量。运动得越激烈，消耗的热量就越多。

根据美国卫生与公众服务部的说法，想减重的人应该尽可能地每周进行300分钟中等强度运动，或者每周进行150分钟高强度运动。中等强度运动包括快走、骑行和游泳等活动。如果不能马上达到这个目标，也应朝着这个目标努力。

对患高血压风险较高的人来说，控制体重加上规律地运动可以降低患高血压的风险。研究发现，在开始执行运动计划的3~4周后，血压会有所降低。

虽然运动可以产生积极的变化，但有一个问题：停止运动后，血压通常会恢复到原来的水平。

进行体育锻炼不仅能减重，还能保持体重。所以不要在体重有所减轻时立即终止运动计划。体重正常的人也需要进行体育锻炼来保持体重。

避免受伤

偶尔的肌肉酸胀、僵硬或轻微的疼痛都与运动有关。运动后一两天内肌肉酸胀是正常的，尤其是一直不运动或正在尝试一项新的运动时。

体育锻炼中发生的大多数受伤事件都是由"可怕的太"——太多、太用力、太快、太早、太长——引起的。在运动中感到疼痛，可能是即将受伤的信号。呼吸急促和关节酸痛是需要放慢运动速度的信号。

记住：如果所做的运动让人感到疼痛，那么很可能是因为运动量过大。可以考虑降低运动强度或尝试不同的运动。引起疼痛的另一个常见原因是反复做同样的运动。这可能使身体某一部分因压力过大而受伤。

可以采取以下步骤来降低运动中受伤的风险。

- **多喝水。**体内的某些液体有助于维持正常体温、冷却积极锻炼后的肌肉，而运动会使体内的液体流失。在运动前、运动中和运动后适当补水可以补充体内的液体。
- **做热身运动。**在锻炼前适当拉伸可以为体育锻炼做好准备。锻炼后做拉伸有助于提高柔韧性。可以在拉伸"冷动"的肌肉之前做一些短暂的热身运动，以避免肌肉拉伤。
- **规律运动。**一般来说，身体越不好的人，受伤的概率越大。避免成为"周末战士"，在周末完成大部分运动。在高强度运动和不运动之间来回变化会增加受伤的风险。
- **遵循"10%"规则。**当想要提高运动强度时，强度的提高要限制在10%左右。例如，如果本周游泳的时间为30分钟，那么可以计划将下周的训练时间增加到33分钟，以此类推。
- **避免在运动中突然改变方向。**与快速、频繁地改变方向的运动（如篮球或网球）相比，步行或骑行等受控的、持续的活动发生肌肉拉伤或其他损伤的风险更小。
- **不要参加比赛。**除非是运动员，否则

要避免由于竞技运动产生的身体和情绪的紧张。压力较小的环境通常能使人们保持对身体的控制，不要让自己压力过大。

- **食物消化后再运动。**进食后要等3~4小时再运动。消化会将血液从心脏引流到消化系统。
- **根据环境调整自己的运动计划。**尽量选择在清晨或傍晚凉爽的时候锻炼身体。当外面环境湿热时，要适当降低自己的运动速度和强度。避免在交通拥挤的地方活动。吸入汽车尾气中的一氧化碳会减少心脏的供氧量。
- **了解危险症状。**如果出现以下任何体征和症状，请立即就医。

- ✦ 胸闷
- ✦ 严重呼吸急促
- ✦ 胸痛、手臂或下巴疼痛，通常在身体左侧
- ✦ 心跳加速、不规律（心悸）
- ✦ 头晕、昏厥或胃部不适

生病怎么办？

当感到疲倦或疼痛时，可以运动吗？答案取决于个人的病情。如果是感冒，中等强度的运动不会使病情恶化或延长病程。如果是感染和发热，运动就会增加脱水、高热甚至心力衰竭的风险。

当双膝都患有疼痛性关节炎时，该怎么运动？

对患有疼痛性关节炎的人来说，锻炼是有益的。在患有关节炎的情况下，适当的运动可以帮助人们更好地保持关节的灵活性。

+ 试试水上运动。水的浮力能减轻膝关节承受的压力。可以游泳，或其他水上有氧运动。
+ 使用固定式或横卧式自行车可以减轻膝关节的压力。
+ 考虑参加基础瑜伽课程或太极课程，以增强关节的力量和灵活性。
+ 找一位可以提供最佳运动方式的建议的物理治疗师，他可以教你如何正确地运动，以免受伤和疼痛加剧。

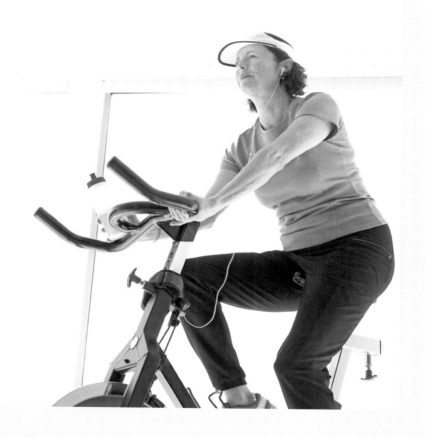

确定是否可以运动的一个常见方法是做"颈部检查"。如果症状和体征在颈部以上，例如，鼻塞、流鼻涕、打喷嚏或喉咙痛，那么中等强度运动通常是安全的。但还是需要小心进行，如果感到不适，应立即停止运动。

如果症状和体征在颈部以下，则应避免剧烈运动。这些症状包括肌肉疼痛、发热、极度疲劳、呕吐、腹泻和淋巴结肿大。

不仅要锻炼

你在坐了一个小时后，会站起来伸展双腿、四处走动吗？

如果你的回答是否定的，就可能需要改变你的习惯。除了进行系统性的运动外，每天尽可能地运动对健康很重要。

首先要减少久坐时间。大量研究发现，久坐，包括坐着看电视、玩电脑或坐汽车远行，都会导致许多健康问题。即使是对经常运动和健康的人来说也是如此。

部分人可能听说过久坐和吸烟一样有害健康的说法。虽然这一说法让很多人谈论个人习惯对健康的影响，但研究并没有完全证明这一点。这两者显然都对心脏有害。以下是它们的一些不同之处。

吸烟是一种会上瘾的行为。任何程度的吸烟，包括接触二手烟，都是不安全的。它会损害人们的心脏和肺，并导致严重的健康问题。在本书的第四章将介绍更多有关吸烟与血压的知识，以及如何戒烟。

久坐本身并不像吸烟那样危害身体健康——只有当久坐一整天，又没有进行足够的体力活动时，才会危害身体健康。研究结果表明，大多数人每天久坐时间太长，美国许多人一天要坐 15 小时。久坐在很大程度上会消除中等强度运动对健康的益处。

久坐是大多数人迫不得已做的事情。可以通过体力活动和系统性的运动来平衡久坐时间和运动时间。四处走动，甚至只是站着，身体最大的肌肉都在从血液中吸收脂肪和糖积极地做功，使人能直立或移动。

以每小时 5～10 分钟的低强度运动为目标，争取每天进行 150 分钟的低强度运动。喝一杯水、上厕所、步行去开会等都是打破久坐的好方法。如果是从事办公室的工作或者需要久坐的工作，可以用一些富有创造性的方法来减少久坐时间。例如，可以在电子日历或智能手机上设置提醒，以提醒自己运动。

在家里能做的最好的事情之一就是不要连续几个小时坐在电视机前。还有很多其他方法可以减少一天的久坐时间。

- 限制电视、电脑和游戏机的使用。

如果需要使用它们，就设置一个计时器。

- 站着打电话。可以在家或办公室的书柜上放一个笔记本，避免久坐记笔记。
- 将桌面抬高，以便工作时可以站立。
- 当你需要与某人会面（工作或志愿者活动）时，建议举行步行会议。
- 看电视时跳高、做仰卧起坐或拉伸运动。

总结

要点

+ 有规律地进行体育锻炼通常能使高血压患者的血压降低 4 ~ 9 mmHg。
+ 有规律地进行运动比高强度的运动更重要。
+ 每周至少进行 150 分钟的中等强度体育锻炼，75 分钟的高强度体育锻炼，或两者结合。
+ 有氧运动对血压的影响最大。
+ 如果没有充足的运动时间，那就想办法在日常生活中做运动。

第4章
远离烟草和限制酒精摄入

大约 1/3 的高血压患者有吸烟史。单纯患高血压即可使并发症的发生风险增加。虽然目前无法证实吸烟会导致高血压，但吸烟被证实会使血压短暂升高，同时会增加患心脏病、脑卒中的风险。

烟草与血压

烟草中有一种极易上瘾的化学物质叫尼古丁，这种化学物质会使人无法停止吸烟。摄入尼古丁也是导致吸烟后血压短暂升高的原因。

像烟草里的许多其他化学物质一样，尼古丁可以被肺内的小血管吸收并进入血液，仅仅几分钟内，尼古丁即可到达大脑，大脑对尼古丁产生反应并使肾上腺释放肾上腺素，这种强效激素会使血管收缩，血压升高，导致心脏做功增加。

烟草烟雾中的一氧化碳会取代血液中的氧气，而当机体供氧量不足时，心脏和肺的做功量会代偿性增加。仅吸入两支香烟，心脏收缩压和舒张压就会升高平均 10 mmHg。结束吸烟后，血压会在此水平维持 30 分钟左右。

随着吸烟的不良影响消失，血压会逐渐减低。但是，长期吸烟的患者，血压会全天处于较高水平。因此，建议吸烟患者在家规律监测血压，如果期间出现数值异常的情况，请及时寻求医生的帮助。

重要提示：尼古丁会增强咖啡因在血液中的作用。吸烟的同时摄入咖啡因含量高的饮料，如咖啡、茶和软饮料，引起血压升高的程度远高于尼古丁自身引起的血压升高的程度。

吸烟对身体还有其他危害。烟草烟雾中被吸收的化学物质会使动脉内壁僵硬且难以舒张，长时间会导致动脉内壁形成脂肪沉积物（斑块），造成永久性的血管狭窄。烟草还能触发释放产生液体潴留的激素。以上两方面影响因素均会导致血压升高。

二手烟暴露也会严重危害健康。它会导致不吸烟者罹患肺癌，还会引发成年人心脏病、婴儿猝死综合征、儿童哮喘发作和儿童耳部感染。二手烟暴露没有安全等级之分。

在美国，每年大约有 34 000 名不吸烟者死于二手烟暴露引起的心脏病。存在会引起心脏病的其他危险因素的患者请务必完全远离二手烟。即使没有其他危险因素，二手烟暴露依然对健康有害。

为什么戒烟至关重要

尽管不吸烟可能仅使血压轻度降低，但戒烟依然很重要，以下是其原因。

第一，吸烟会影响一些降压药物的药效，使降压药物不能发挥部分或全部效用；第二，吸烟会损害循环系统和神经系统，增加患心脏病、心力衰竭和脑卒中的风险。第三，吸烟会损害动脉，造成与高血压相同的心血管风险。因此，既患有高血压又吸烟的人群患心脏病的概率会有所增加。

摆脱烟草的束缚

一些人可以轻松地戒烟且永不复吸，而大多数人需要多次尝试才能戒掉。尝试戒烟时，一定要向医生咨询以维持血压的稳定。

戒烟要依靠坚定的信念和详细的计划，而非运气。被证实最有效的两种方法是药物治疗和由烟草依赖治疗专家或顾问提供的行为咨询。

所有吸烟者都不尽相同。因此健康管理团队需要结合以下多个方面来制订每个人的治疗计划。

- 积极应对尼古丁戒断症状。
- 改善身心健康。
- 必要时寻求社会的支持和引导。
- 抑制吸烟的冲动。

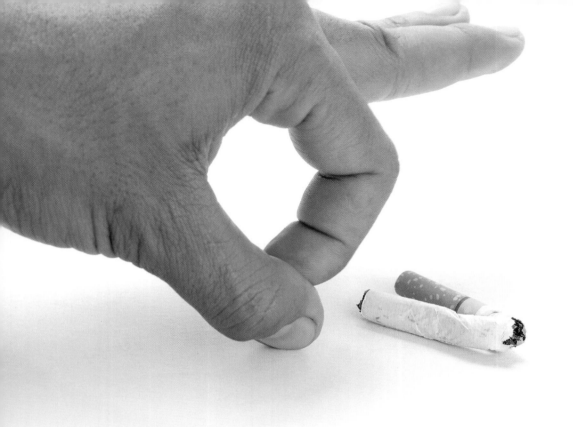

　　不要期望找到万能的治疗方案。没有一种治疗方法适用于所有人，同样，戒烟没有"正确方式"。需要制订一种适合自己的戒烟方案。有研究证实，结合多种方式戒烟比仅用一种方式戒烟的成功率高。这些戒烟方式包括健康饮食、适当锻炼、保证充足的睡眠和缓解压力。

　　几乎每个吸烟者在戒烟时都有尼古丁戒断症状。对大多数吸烟者来说，戒断症状会持续数周，随着时间的推移，症状会逐渐减轻，发作次数也会逐渐减少。戒断症状主要包括易怒、焦虑、神经质和注意力不集中。可以使用一种或多种药物来缓解这些症状。

　　戒烟数周后，烟瘾可能还持续存在，特别是在熟悉的吸烟情景中。这种冲动和渴望通常很短暂，但可能非常强烈并难以抵抗。

　　戒烟方案中的某些计划有行为改变或避免引起吸烟的情景。可以做一些代替吸烟的行为或进行一些可以转移注意力的活动来抑制吸烟的冲动和渴望。

戒烟者的胜利

　　许多人选择继续吸烟，因为他们认为已经造成的身体损害无法恢复，或因为他们知道太多吸烟者失败的戒烟经历。然而，这种观念是错误的。

　　身体有非凡的自我修复能力。戒烟后几个小时内，血液中的一氧化碳浓度就会开始下降。戒烟几周后，循环系统的功能会得到改善，人也不再像之前那样容易咳嗽和气喘。戒烟几个月后，肺部功能会有明显改善。同时，嗅觉也会较吸烟时更为灵敏，味觉也有所改善。

　　大概 6/10 的吸烟者会在第一次戒烟时失败。戒烟就像学习其他新事物一样，可能需要数次才会成功。不能因为一次失败的戒烟经历而放弃再次尝试。可以通过总结之前失败的经验，来提高下次戒烟成功的概率。

　　可以通过寻求医生的帮助或加入专门帮助吸烟者戒烟的活动来提高戒烟成功的概率。相较以往，现在有许多药物可以用来帮助戒烟。

　　确实，许多人戒烟后体重会增加。但是，戒烟带来的益处足以抵消体重增加造成的负面影响。

大部分人会在戒烟的前三个月内复吸，通常是因为他们有强烈的吸烟冲动且没有完善的戒烟计划。

以下的几条准则可以增加成功戒烟的概率。

做好功课。 了解有关烟草制品的危害的信息，并和成功戒烟或正在戒烟的人进行交流。回忆自己的吸烟行为模式，并制订相关计划来阻止或避免吸烟行为的发生。思考自己为什么想要戒

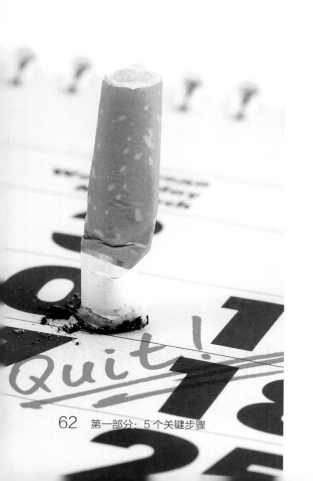

烟。当戒烟的那一天到来时，这些准备工作将会很有帮助。

设定一个戒烟日。 虽然在制订戒烟计划时就设定明确的戒烟日期是最好的，但是也可以在戒烟过程中，随着吸烟次数的减少而设定一个可预见的彻底停止吸烟的戒烟日。吸烟者需要非常谨慎地选择自己决定扔掉香烟并且再也不点燃它的那天。很难想象在彻底戒烟那天，由于距离设定好的戒烟日仍有几天的时间，这种情况会使戒烟者觉得仍有时间可以继续吸烟，不要让这种情况出现在计划中。

考虑药物治疗及向医生咨询。 药物可以在吸烟者努力戒烟时减轻尼古丁的戒断反应、增加戒烟过程中的舒适感及精神控制。仅药物治疗不能帮助戒烟者完全戒烟，但可以增加戒烟成功的概率。

研究结果表明，药物治疗与接受医疗保健专业人员的建议相结合对于戒烟更加有效，可以向医生咨询。此外，美国许多州和健康机构有热线电话提供戒烟建议和咨询服务，一些机构还负责提供尼古丁贴纸或尼古丁口香糖来帮助戒烟者戒烟。

如何改变吸烟习惯？

试着把吸烟和自己的一切日常生活事务分开。选择一个固定地点作为吸烟场所且不在别的地方吸烟。这里有一些其他方法能提供帮助。

+ 每次在不同的地点买烟，不要去同一地点。
+ 每次只买一包烟。不要一次买多于一包烟。
+ 吸烟时不要做其他事。不要将吸烟和其他行为联系在一起。
+ 不要随身携带香烟。把烟放在设定好的吸烟地点。
+ 不要随身携带打火机或火柴。把它们（包括烟灰缸）跟烟放在一起。

如何克服吸烟冲动？

+ 提醒自己吸烟冲动会在几分钟内消退。
+ 保持双手忙碌。
+ 刷牙。
+ 提醒自己吸烟有害健康。
+ 如果可以，暂时离开让自己想吸烟的场景。
+ 保持理智并想一些令人愉快或可以放松的活动。
+ 打电话给朋友或家人并与之交流自己的感受。

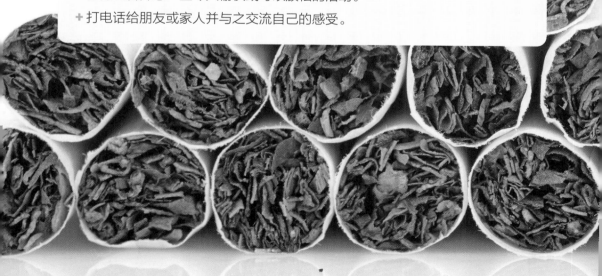

用药物辅助戒烟

许多人在戒烟时会使用至少一种药物来辅助戒烟，但是，许多研究结果表明，药物联合治疗是最舒适和有效的戒烟方法。可以根据医生的建议来使用相关药物，或者根据药物说明书来使用非处方药（OTC）。

尼古丁替代产品可以缓解尼古丁带来的戒断反应，同时不易让吸烟者对替代产品产生依赖。这些产品仅适用于短期辅助，通常可使用几周或几个月，可以向医生咨询逐渐减停药物的相关事项。

尼古丁贴片。将尼古丁贴片贴在皮肤表面可以缓慢向体内释放尼古丁。这是一种外用产品，有不同的规格，贴纸越大，尼古丁含量越高。如果贴片对吸烟者的皮肤有刺激，可以改变贴片的位置并涂一些非处方激素药膏。

尼古丁口香糖。这种 OTC 产品并非像常规口香糖一样咀嚼使用。咀嚼几次，然后使它贴在口腔内靠近脸颊处，口腔内与其相连接的地方会吸收口香糖释放的尼古丁。每日可用 2 剂（2～4 毫克）来缓解尼古丁戒断症状。

尼古丁含片。尼古丁含片看起来像硬糖，随着在口腔中的溶解会释放尼古丁。每剂含有 2～4 毫克尼古丁，其中 4 毫克片剂用于重度吸烟者。尼古丁含片有常规和迷你两种规格。

尼古丁鼻喷剂。可使用自动喷瓶将这种喷剂喷入鼻腔。鼻喷剂中的尼古丁可由鼻黏膜吸收进入血液。此类产品能比其他尼古丁制品更快满足戒烟者对尼古丁的渴望。它适用于需要立刻缓解戒断症状的情况，通常和尼古丁贴片或安非他酮类药物联合用药。这类产品仅可在医生指导下使用。

尼古丁吸入器。这个装置像电子香烟一样需要经嘴吸入，在口腔中释放尼古丁蒸气。虽然叫作吸入器，但它并不会把尼古丁带入肺部。这种产品仅可在医生指导下使用，剂量因人而异。使用尼古丁吸入器可以帮助那些习惯吸烟时经手至口动作的吸烟者。

非尼古丁类药物。安非他酮（安非他酮缓释片）是一种被美国食品与药物管理局（FDA）批准用于戒烟的一种无成瘾性的非尼古丁类药物。尽管目前还不清楚它的作用机制，但它可以通过释放多巴胺——一种脑内化学物质，模拟类似于尼古丁和其他成瘾药物所导致的欣快感来缓解戒断症状。安非他酮仅可在医生指导下使用。

伐尼克兰（畅沛）是另一种被 FDA 批准用于戒烟的一种无成瘾性的非尼古丁类药物。这种药物作用的受体通常是由烟草制品中的尼古丁激活的。畅沛也可以阻断吸烟带给吸烟者的满足感，使吸烟过程获得的乐趣减少。

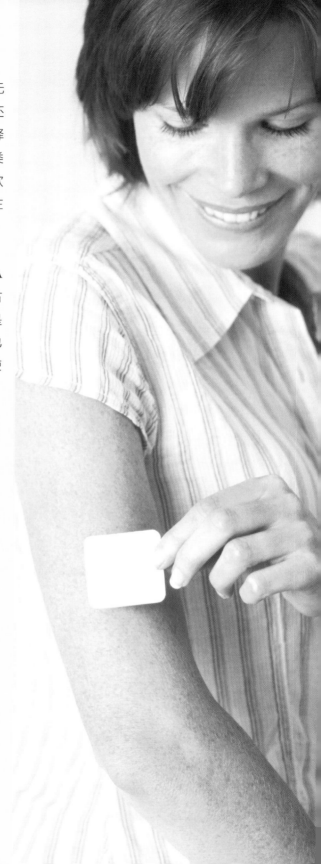

告诉他人自己决定戒烟。尽管来自家人、朋友和同事的支持可以帮助吸烟者更快戒烟，但仍有许多吸烟者选择对自己的戒烟计划保密。这是因为他们不想在复吸的时候承认自己戒烟失败。最好对自己和支持自己戒烟的人开诚布公。

在成功戒烟之前可能要很多次尝试，有时甚至需要数十次甚至更多。并不要因为一次戒烟失败而觉得自己是个失败者。获得至少一人的支持就能帮助吸烟者顺利度过这些小挫折。

改变自己的习惯。试着减少让人想要吸烟的日常活动，直到成功戒烟的那一天，这能使戒烟过程更加轻松。例如，不在车内或室内吸烟。这些措施会帮助吸烟者戒烟后在这些地方更加轻松舒适。

还可以逐渐减少吸烟次数直到戒烟日。但是要时刻牢记自己的目标是彻底戒烟。

每天一次。在戒烟日要彻底戒烟，并且以后的每一天都需要专注于保持无烟。不要担心明天、下周及未来，专注于抑制每天、每次对吸烟的渴望即可。

避免易吸烟的情景出现。远离曾经总是吸烟的情景。如果以前总是饭后吸烟，就饭后立刻远离餐桌并散步。如果总是在和朋友通电话时吸烟，尽量避免长时间的通话或是改变通话地点。如果有一个很喜欢的吸烟椅，不要再去坐它。尽量避免接触二手烟。二手烟暴露是吸烟的强大诱因。

在某种程度上，吸烟者可以提前分辨会发生的吸烟冲动，可以在冲动出现前做一些让吸烟变得不方便的事情，例如，整理床铺、清理餐桌或洗碗。吸烟是一种自发的且根深蒂固的行为。因此，吸烟者需要对自己的吸烟冲动提前做出反应并做好替代方案。

记录吸烟冲动的持续时间。记录每次吸烟冲动持续的时间，多数吸烟者的吸烟冲动维持的时间很短暂，只要吸烟者意识到这一点，抵抗吸烟冲动就会变得很简单。提醒自己"我还可以再坚持几分钟"，然后这种冲动就会消退。

使用药物和其他方式来戒烟。请记住，药物仅是戒烟计划中的一部分。

酒精与血压

血压的波动与酒精摄入量相关。建

议适量饮酒。少量饮酒并不会引起血压的升高。

一些证据表明，适量饮酒对心血管有少许的益处。例如，研究结果表明，适量饮酒可以降低心脏疾病和脑卒中发生的风险。

适量饮酒可以促进高密度脂蛋白（HDL）胆固醇的产生，这种胆固醇可以预防动脉血管斑块的形成。不饮酒的人不必为了这种潜在的健康获益而开始饮酒，因为饮酒也会导致许多潜在的风险。例如，酒精中的热量会导致体重增加，从而引起与体重增加相关的疾病，如糖尿病。

不同于适量饮酒，过量饮酒会导致心血管系统疾病，还有许多其他负面影响。过量饮酒还会引起血压升高，并影响降压药的正常功效。

适量酒量——怎样算适量？

酒精饮品中有大量的化学乙醇——乙醇含量越多，饮品越烈。对大多数男性来说，每天的饮酒量不能超过 2 杯（约 50 毫升），酒精含量相当于 385 毫升 / 瓶的啤酒、148 毫升 / 杯的葡萄酒或 44 毫升 / 盅的 40° 的蒸馏酒。

对女性和瘦小的男性来说，每天的饮酒量不能超过 1 杯（约 25 毫升）。

减少酒精摄入最好的方式是什么？

当过量饮酒且想减少酒精的摄入量时，最好的方式是在 1～2 周内逐渐减少饮酒量。

有酗酒史的人突然停止酒精摄入，可能会导致持续数天的严重高血压。这可能是因为当从血液中去除酒精时，身体会释放异常量的肾上腺素，从而导致血压急剧上升。

患有高血压并且饮酒量较多的患者，需要和医生一起商讨限制或避免酒精摄入的最安全、最有效的方式。

女性的适量饮酒量较少是因为女性的酒精代谢方式不同于男性的，而瘦小的男性的适量饮酒量较少是因为他们的血容量较少，乙醇在他们体内的相对浓度较高。对年龄在 65 岁以上的所有男性来说，适量饮酒量都是每天 1 杯（约 25 毫升）。

目前，酒精对健康的影响仍在研究中。对一些人来说，即使适量饮酒也不利于身体健康。一定要向医生咨询，了解饮酒会如何影响自己的整体健康和血压。

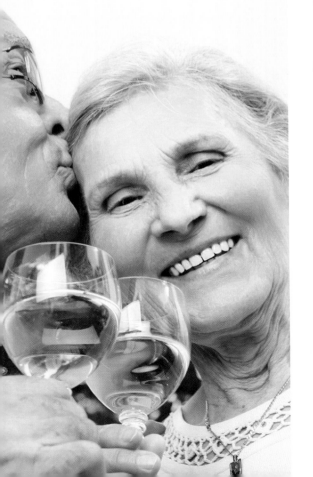

酒精如何影响血压?

过量饮酒是如何增加血压的目前尚不清楚。

一种理论认为，酒精的代谢会促进肾上腺素和其他激素的释放，从而引起血管收缩，导致肾脏排钠、排水减少，最终导致血压升高。

过量饮酒会消耗体内的钙和镁，从而导致营养不良，体内缺乏这些矿物质也会导致高血压。个人的基因也可能在酒精影响血压的过程中扮演着重要角色。

影响血压的因素不仅包括摄入的酒精量，还有饮酒时间。最近一项研究表明，在外就餐后饮酒的人得高血压的风险会更高。

无论如何，减少酒精的摄入量有助于降低血压。将酒精摄入量减至正常水平的酗酒者，其收缩压可以降低 7 mmHg，舒张压可以降低 3 mmHg。

减少酒精的摄入量并结合健康饮食可以产生更大的益处——可进一步使收缩压下降约 10 mmHg，舒张压下降约 7 mmHg。产生这种作用的原因之一是摄入过量酒精的人通常没有办法得到足够的矿物质（如钾、钙和镁）来帮助控制血压。

酒精和药物

在服用降压药物期间，要特别注意饮酒的时间和方式。酒精会干扰降压药的功效并增加其副作用。

当同时摄入酒精和舒张血管、减缓心率的β受体拮抗剂，可能会有头晕的症状，甚至发生晕倒——尤其在体温较高或突然站起来时。

如果在酒后短时间内服用扩张血管的 ACEI 或减慢心率的钙通道阻滞剂，也会出现同样的症状。当感到头晕或眩晕，需要坐着休息才能缓解症状时，喝一些水会有所帮助。通常引起嗜睡症状的药物不可以与酒精一起服用。请在饮酒前仔细阅读药物说明书。

试着倾听身体的声音。如果在喝一两杯酒后感到头晕或者情绪低落，请和医生探讨适合自身情况的最佳饮酒量和饮酒时间。

咖啡因

咖啡因是一种存在于咖啡、茶和巧克力中的温和兴奋剂，它可以对抗疲劳、改善情绪、提高注意力。但是，摄入过量咖啡因很容易引起紧张、手部震颤，甚至使血压升高。

2 ~ 3 杯咖啡中的咖啡因含量为 200 ~ 250 毫克，该剂量已经被证实能使无高血压症状的人群收缩压升高 3 ~ 14 mmHg，舒张压升高 4 ~ 13 mmHg。

咖啡因对血压的影响仍是一个持续争论的话题。一些研究发现，全天规律摄入咖啡因的人的平均血压比他们未摄入咖啡因时更高。

然而，其他研究表明，经常摄入咖啡因的人对于兴奋剂的耐受性会提高。在规律服用咖啡因一段时间后，咖啡因制品不会对血压产生很大影响。

对于非定期摄入咖啡因或摄入量超过常规量的人来说，咖啡因可以使他们的血压在短时间内迅速升高。

导致血压短时间内飙升的确切原因目前仍未明确。一些研究者提出，咖啡因会通过阻断腺苷（一种帮助维持血管扩张的激素）来收缩血管。咖啡因还可以刺激肾上腺分泌更多的皮质醇和肾上腺素。

如何减少咖啡因的摄入量？

咖啡因会使人上瘾，因此，任何想要停止或减少咖啡因摄入量的尝试都充满挑战。突然减少咖啡因的摄入量可导致咖啡因戒断症状，例如，头痛、疲劳、易怒和紧张等。这些症状通常会在几天内消失。可尝试以下技巧来改变咖啡因摄入习惯。

+ 逐渐减少咖啡因的摄入量。例如，每天少喝一罐含咖啡因的苏打水或少喝一杯咖啡。这将帮助身体习惯低咖啡因水平，并减轻戒断症状。
+ 用不含咖啡因的咖啡、茶和苏打水来代替含咖啡因的饮品。大多数不含咖啡因的饮品的味道都和原饮品一样。
+ 缩短泡茶时间，以降低其咖啡因含量。或选择不含咖啡因的花草茶。
+ 检查正在服用的 OTC 的咖啡因含量。每剂止痛药可含 65～130 毫克咖啡因。如果可以的话，请换成无咖啡因的剂型。

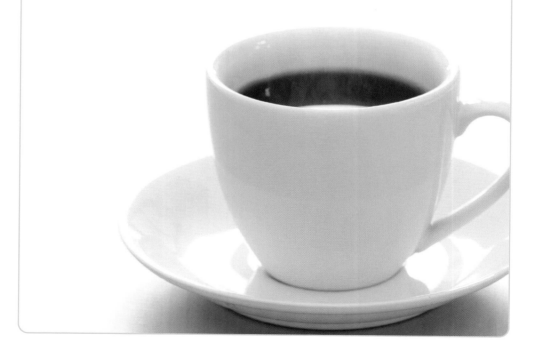

研究人员还发现，服用单胺氧化酶抑制剂（MAOIs）治疗抑郁症并同时摄入大量咖啡因的人，可患有严重高血压。

许多医生建议高血压人群限制每天的咖啡因摄入量。通常每日不超过 2 杯咖啡、4 杯茶或 4 罐含咖啡因的苏打水，以防止其影响血压。

此外，在可能导致血压升高的活动前应避免摄入咖啡因，例如，在锻炼或高强度体力劳动之前不要摄入含咖啡因的饮料。限制咖啡因的摄入对一般人群的健康也有益处。

小结

要点

+ 有吸烟习惯的高血压人群，发生心力衰竭、心脏病和脑卒中的风险远高于不吸烟的高血压人群。
+ 戒烟需要有计划和决心。可以通过学习新的应对技巧和解决方式以及获得社会支持来完善自己的戒烟计划，从而减轻戒断反应。
+ 对大多数人来说，适量饮酒不会影响血压，但过量饮酒会对心血管系统造成严重影响。
+ 酒精的摄入会影响一些降压药物的功效，或增加药物的副作用。
+ 咖啡因会导致血压短时间内迅速上升，特别是对于那些没有摄入咖啡因习惯的人。高血压患者要限制每日咖啡因的摄入量。

第5章
正确选用药物

改变生活方式是控制高血压最基本及最有效的方法。但通常情况下，仅靠改变生活方式是不够的，还需要配合药物治疗。

2级高血压患者（收缩压≥140 mmHg，舒张压≥90 mmHg）通常需要药物治疗。与改变生活方式相比，它能更快、更有效地降低血压。如果患者患有除高血压以外的其他疾病，药物治疗也是必要的。降压药（抗高血压药）是现代医学的一个重要的成功案例。降压药的抗高血压作用十分强大并且副作用很小，在降低血压的同时可以降低患其他疾病的风险。

降压药种类繁多，每一类都以不同的方式影响血压。当医生发现某类降压药物对高血压患者的治疗效果不理想时，可以从不同种类的药物中选择一种替代药物，或者在处方中添加另一种药物。两种或两种以上的低剂量药物降低血压的效果甚至优于一种药物的全剂量。联合应用较低剂量的药物产生的副作用也较小。

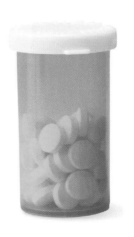

找到合适的降压药物或药物组合可能需要时间。要考虑的因素包括年龄、家族史、整体健康状况、正在服用的其他药物、服用药物的频率、服用药物时的感觉及药物的总费用。

对一些人来说，每天服用一次降压药可能无法控制 24 小时的血压，可以通过家庭血压监测仪对血压进行监测。如果存在这种情况，就必须在早晨和晚上分别服用一次降压药。

有时，一种药物可以治疗两种或两种以上的疾病，所以要告知医生自己所患的其他疾病。最重要的是，与医生合作，制订可以耐受的、成本效益优化的个性化治疗计划。

多种选择

用于控制高血压的药物种类主要包括以下几种。

- 利尿剂
- β 受体拮抗剂
- 血管紧张素转换酶抑制剂（ACEI）
- 血管紧张素 II 受体拮抗剂
- 肾素抑制剂
- 钙通道阻滞剂（钙拮抗剂）
- α 受体拮抗剂
- 中枢抑制剂
- 血管扩张剂

以下部分按字母顺序列出药物名称，首先列出通用名称。如果对药物有疑问，请向医生咨询。

利尿剂

利尿剂最早出现在 20 世纪 50 年代，现在仍是最常用的降压药之一。

与其他降压药相比，利尿剂有两大优势。首先，它是所有降压药中价格最低的。第二，这些年来，利尿剂已经多次证明了自己的有效性。例如，在抗高血压和降脂治疗预防心脏病发作试验（ALLHAT）中，研究人员发现，在大约 33000 名 55 岁及以上的人群中，以利尿剂为基础的治疗方案在控制高血压和预防心脏病方面比血管紧张素转换酶抑制剂或钙通道阻滞剂更有效。后来的一项研究证实了这些结论。

利尿剂被称为水丸，它能减少体内的液体量。它可以使肾脏的排钠量增多，钠会带走血液中的水分使流经动脉的血液量减少。这意味着动脉壁的压力更小。利尿剂还会引起血管扩张，从而降低血压。

利尿剂通常是医生给 1 级高血压患者开的第一剂药。这类药物对黑人和老年人非常有效，因为他们对钠更敏感。此外，它们通常与其他药物联合使用。

服用利尿剂的患者要尽量限制钠的摄入并通过饮食获得足够的钾。这将有助于药物发挥作用，减少副作用。

利尿剂的类型

利尿剂有三种类型。每一种都通过

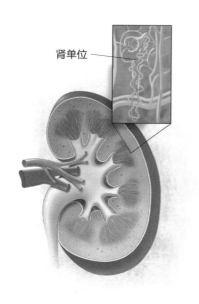

肾单位

© MFMER

利尿剂和肾脏 肾单位是肾脏的过滤单位，由相互缠绕的血管和肾小管组成。每侧肾脏都有大约一百万个这样的肾单位。不同类型的利尿剂作用于肾单位的不同部位

影响肾单位发挥作用，肾单位是肾脏的过滤单位。

噻嗪类利尿剂。 除了控制高血压，噻嗪类利尿剂还有其他的潜在益处。它们已经被证明可以降低脑卒中、心脏病发作和心力衰竭的风险。同时可以减少尿液中的钙含量，减少肾结石形成所需的钙。尿液中的钙含量越低，血液中的钙含量就越高，这有助于降低发生骨质疏松和髋部骨折的风险。

下面列出了噻嗪类利尿剂。

- 氯噻嗪
- 氯噻酮
- 氢氯噻嗪
- 吲达帕胺
- 甲氯噻嗪
- 美托拉宗

袢利尿剂。 这些利尿剂比噻嗪类更强效，能使肾脏排出更多的钠和钙。尽管适当的监测可以防止并发症，但他们仍会排出更多的钙。如果噻嗪类药物无效，医生可能会建议你使用袢利尿剂。特别是患有慢性肾脏疾病或有其他导致身体积液的疾病的患者。

下面列出了袢利尿剂。

- 布美他尼
- 依他尼酸
- 呋塞米
- 托拉塞米

保钾利尿剂。 除了从血液中除去钠外，噻嗪类和袢利尿剂还能除去钾。而保钾利尿剂可以帮助身体保留所需的钾。

由于保钾利尿剂的效果不明显，因此，保钾利尿剂主要与其他利尿剂一起使用。当与其他药物一起服用时，保钾利尿剂如螺内酯还能降低心力衰竭的死亡率，对顽固性高血压特别有效。依普利酮是螺内酯的改良版本，副作用较少。

下面列出了保钾利尿剂。

- 阿米洛利
- 依普利酮
- 螺内酯
- 氨苯蝶啶

副作用和注意事项

利尿剂最常见的副作用是排尿量增加。噻嗪类和袢利尿剂还会导致体内的

钾水平降低，所以它们经常与保钾利尿剂、ACEI 或 ARB 一起使用。在极少数情况下，纠正血镁水平的异常可能要优先于纠正血钾的异常，因为镁的变化可能加剧钾的变化。

在老年人中，利尿剂可能导致站立时头晕。这些药物也可能导致阳痿，尽管并不常见。此外，高剂量的噻嗪类药物会略微增加血糖水平和胆固醇水平。它还会增加血液中尿酸的水平。在极少数情况下会导致痛风。

还有一种罕见的疾病是低钠血症，即血液中的钠含量低。它经常发生在服用噻嗪类利尿剂且饮用过多水的老年人身上。低钠血症会引起头痛和精神错乱，并可能导致昏迷。

保钾利尿剂可使体内的钾水平升高。血液测试可以检测到这一点。肾功能受损的患者不能服用保钾利尿剂。

医生可在患者开始服用利尿剂后的三个月内检查患者体内的钠、钾和肌酐水平。

β 受体拮抗剂

β 受体拮抗剂通过阻断肾上腺素的

许多作用来降低血压。其作用是使心率减慢，心肌收缩减少，从而有助于降低血压。

β受体拮抗剂还能减缓肾素的释放。肾素参与一种叫作血管紧张素Ⅱ的物质的产生，这种物质会使血管变窄，血压升高。

和利尿剂一样，β受体拮抗剂也已经使用了很多年，并且降压效果很明显。

单独使用β受体拮抗剂可能不是单纯高血压患者的首选药物，更好的选择是联合使用或选用其他药物。但如果高血压伴有胸痛（心绞痛）等心血管疾病、心律失常、心力衰竭或既往心脏病发作时，β受体拮抗剂的效果非常显著。它们有助于控制这些情况，降低心脏疾病再次发作的风险。

β受体拮抗剂对患有心脏病的老年人尤其有效。然而，大多数黑人对β受体拮抗剂的单药疗效反应不如白人的。

β受体拮抗剂最初是用来治疗冠状动脉疾病的，后来研究发现，它们可以降低血压，从而被批准用于治疗高血压。β受体拮抗剂也可用于治疗青光眼、偏头痛、焦虑症、甲亢和一些震颤。

β受体拮抗剂类型

β受体拮抗剂分为单独影响心脏（心脏选择性）的和同时影响心脏和血管（非心脏选择性）的。心脏选择性药物的副作用通常较小。心脏选择性β受体拮抗剂包括以下几种。

- 醋丁洛尔
- 阿替洛尔
- 倍他洛尔
- 比索洛尔
- 奈必洛尔
- 美托洛尔

非心脏选择性β受体拮抗剂包括以下几种。

- 纳多洛尔
- 喷布洛尔
- 普萘洛尔
- 噻吗洛尔

联合α和β受体拮抗剂的药物列在第82页。

患有肝脏或肾脏疾病的患者对β受体拮抗剂的选择是有限的。β受体拮抗剂会在肝脏、肾脏这两个器官中被降解。例如，当肾脏不能正常工作时，通

如何减轻对药物副作用的恐惧心理？

　　某些与药物相关的副作用并不是所有人都会经历。这些迹象和症状通常只存在于少数患者中。可以向医生表达自己的担忧。有一些方法可以测试患者对药物的反应。例如，从服用低剂量开始，然后逐渐提高剂量。此外，许多副作用在使用药物的短期内就会逐渐消退。

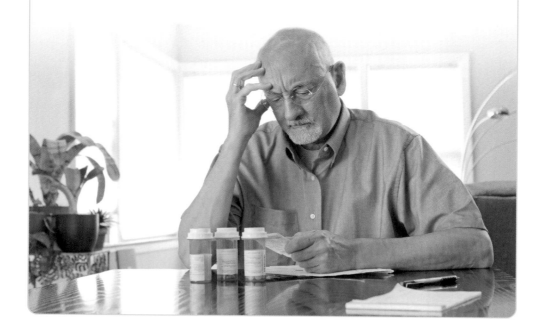

常被肾脏清除的 β 受体拮抗剂会积聚并产生毒性。

副作用和注意事项

　　尽管 β 受体拮抗剂存在副作用，但许多服用 β 受体拮抗剂的人并没有明显的反应。β 受体拮抗剂的两个显著副作用是疲劳和剧烈运动能力下降。其他副作用可能包括手冷、睡眠障碍、阳痿、性欲减退、甘油三酯水平略微升高、体重略微增加和 HDL 水平略微下降。

　　β 受体拮抗剂一般不会作为运动员及爱运动的患者的首选药物，因为 β 受体拮抗剂会限制患者的运动能力。哮喘或心脏传导系统严重阻滞的患者也不应使用这类药物。

血管紧张素转换酶抑制剂（ACEI）

ACEI 通过阻止产生血管紧张素 II 来帮助降低血压。血管紧张素 II 会使血管收缩并刺激醛固酮激素的释放。

限制血管紧张素转换酶的作用可以使另一种叫作缓激肽的物质（它可以使血管扩张）留在血液中，从而降低血压。

ACEI 是治疗高血压的常用药物，它们有效且副作用小。

除了降低血压，ACEI 还有助于预防和治疗心血管疾病，包括冠状动脉粥样硬化性心脏病、左心室肥大、心力衰竭和脑卒中。ACEI 也可以延缓肾脏疾病的进展，并预防糖尿病。

ACEI 包括以下几种。

- 贝那普利
- 卡托普利
- 依那普利
- 福辛普利
- 赖诺普利
- 莫西普利
- 培哚普利
- 喹那普利
- 雷米普利
- 群多普利

副作用和注意事项

ACEI 通常很少引起副作用。然而，有一个副作用是干咳。这种副作用在女性中比在男性更常见。对有些人来说，咳嗽可能是持续的和恼人的，需要换另一种药物治疗。ACEI 也可能使体内的血钾水平升高，如果血钾水平明显升高，则可能是危险的。

其他可能出现的副作用包括皮疹、味觉改变和食欲下降。对于某些人，在某些情况下，ACEI 的使用需要特别考虑和注意。例如，患有严重的肾脏疾病的患者，应谨慎使用 ACEI，因为它可能导致肾衰竭。此外，不建议妊娠期或备孕的妇女使用 ACEI，因为这些药物会导致胎儿出生缺陷。

这种药物还可能导致小面积的组织肿胀（血管性水肿），这种副作用比较少见，更常见于吸烟者。如果出现喉咙肿胀，呼吸受阻，很可能危及生命。

血管紧张素 Ⅱ 受体拮抗剂（ARBs）

血管紧张素 Ⅱ 受体拮抗剂（ARBs）可以阻断血管紧张素 Ⅱ 的作用。ACEI 可以阻断血管紧张素 Ⅱ 的形成。ARBs 不同于 ACEI，前者不影响血液中缓激肽的水平。

研究结果表明，在治疗高血压和心力衰竭方面，ARBs 的疗效与 ACEI 相当。ARBs 被证明能够更有效地治疗晚期肾衰竭。ARBs 可用于治疗心脏病，包括冠状动脉粥样硬化性心脏病和脑卒中。它的一个优势是很少引起干咳。

ARBs 包括以下几种。

- 阿利沙坦
- 坎地沙坦
- 依普沙坦
- 厄贝沙坦
- 氯沙坦
- 奥美沙坦
- 替米沙坦
- 缬沙坦

副作用和注意事项

ARBs 的副作用不常见，但 ARBs 可能导致一些人头晕、鼻塞、腹泻、消化不良和失眠。在极少数情况下，ARBs 可引起局部组织肿胀（血管性水肿）。与 ACEI 类似，患有严重肾脏疾病的患者应该谨慎服用，孕妇或备孕的妇女不应服用。据报道，奥美沙坦会引起一种乳糜泻样胃肠道疾病，停药后症状就会消失。

肾素抑制剂

肾素抑制剂阿利吉仑通过抑制肾素活性来阻断产生血管紧张素 Ⅱ 的作用，从而降低血压。这种药物对这一过程的影响比其他药物要早。

多项研究的结果已经证明了阿利吉仑的有效性，阿利吉仑与其他药物联合应用时效果最佳，尤其是与利尿剂一起使用。阿利吉仑不能与 ACEI 或 ARBs 一起使用。

阿利吉仑的副作用不常见，包括腹泻和过敏反应，后者可导致面部肿胀和呼吸困难。妊娠期或备孕的妇女不要使用阿利吉仑。

钙通道阻滞剂

钙通道阻滞剂（也称为钙拮抗剂）

可以影响动脉壁的平滑肌细胞。这些平滑肌细胞的细胞膜中有被称为钙通道的微小通道。当血液中的钙离子流入钙通道时，平滑肌细胞收缩，动脉变窄。钙通道阻滞剂通过阻断钙通道从而阻止钙离子进入平滑肌细胞。

钙通道阻滞剂不影响体内钙离子的水平，而钙离子水平是身体用来构建骨骼和维持肌肉骨骼系统的。钙通道阻滞剂效果明显且一般耐受性良好。一些钙通道阻滞剂还可以减缓心率，降低血压，缓解心绞痛和控制心律失常。钙通道阻滞剂也被证明有助于预防偏头痛和雷诺病，后者是一种影响血液循环的疾病。

钙通道阻滞剂的类型

钙通道阻滞剂根据其在循环系统中生效的时长被分为短效药物和长效药物两类。

短效药物

这类药物可以迅速降低血压，生效通常只需半小时。但这种效果只持续几个小时。短效钙通道阻滞剂不适用于治疗慢性高血压，因为它需要每天服用 3~4 次。这通常会导致血压不稳定。一些研究已经将短效药物与增加心脏病发作和心源性猝死的风险联系起来。

长效药物

这类药物被人体吸收的速度比短效药物慢，虽然需要更长的时间来降低血压，但控制血压的时间更长。

研究结果表明，长效钙通道阻滞剂在控制血压方面不如利尿剂和 β 受体拮抗剂有效。与 ACEI 相比，钙通道阻滞剂在减少心力衰竭的发生和心脏病发作方面效果较差，但在减少脑卒中的发生方面效果较好。本章前面提到，ALLHAT 研究表明，利尿剂比钙通道阻滞剂更能降低血压和预防心力衰竭。

长效钙通道阻滞剂包括以下几种。

- 氨氯地平
- 地尔硫䓬 *
- 非洛地平
- 伊拉地平
- 尼卡地平
- 硝苯地平
- 尼索地平
- 维拉帕米 *

注：* 这些药物还能减缓心率，可以治疗某些心律失常和心绞痛，并预防心脏病再次发作和偏头痛。

副作用和注意事项

钙通道阻滞剂可能产生的副作用包括便秘、头痛、心跳加速、皮疹、脚部和小腿肿胀、牙龈肿胀、疲劳、面部潮红和恶心。

注意事项：服用非洛地平、硝苯地平、尼索地平或维拉帕米的患者不要食用葡萄柚、葡萄柚汁、酸橙或柚子。这些水果及果汁中的一种物质会阻碍这些药物的降解（代谢），使它们在体内积聚并产生毒性。

α 受体拮抗剂

α 受体拮抗剂可以阻断去甲肾上腺素的作用。去甲肾上腺素可以刺激小动脉壁的平滑肌细胞，使小动脉扩张。对有前列腺问题的老年男性而言，α 受体拮抗剂能改善排尿功能，减少夜间上厕所的次数。

α 受体拮抗剂用于治疗高血压已经有 20 多年的历史了。它们过去经常单独应用，但现在常与其他降压药物联合应用。治疗指南不推荐 α 受体拮抗剂作为一线治疗药物，因为一项研究结果表明，与利尿剂初始治疗相比，α 受体拮抗剂初始治疗会影响脑血管功能，诱发

心力衰竭合并心血管疾病。

α 受体拮抗剂分为短效和长效两种。

- 多沙唑嗪（长效药物）
- 哌唑嗪（短效药物）
- 特拉唑嗪（长效药物）

副作用和注意事项

α 受体拮抗剂一般耐受性良好，应在就寝前服用。第一次服用的患者或老年患者可能在站起来时感到头晕甚至昏厥。这是因为当从坐姿或卧姿转换到站姿时，α 受体拮抗剂会减慢身体对血压自然变化的反应时间。其他可能产生的副作用包括头痛、心跳加速、恶心和虚弱。

中枢降压药物

与其他主要作用于心脏和血管的降压药不同，中枢降压药物作用于神经系统。它们可以阻止大脑中枢向神经发出信号，从而避免心率加快和血管变窄。因此，心脏做功会略有降低，这有助于血液通过动脉。

中枢降压药物也被称为中枢肾上腺素能抑制剂，这些药物不能经常使用，

α、β 受体拮抗剂

某些药物结合了 α 受体拮抗剂和 β 受体拮抗剂的作用。例如，卡维地洛和拉贝洛尔等 α、β 受体拮抗剂，它们既能通过像 α 受体拮抗剂那样减少神经冲动，又能通过像 β 受体拮抗剂那样减慢心率来降低血压。这些药物的注意事项与 β 受体拮抗剂和 α 受体拮抗剂相同。可能产生的副作用包括疲劳、头晕、昏厥、心率减慢、血糖升高和眼睛干燥。

因为它们会产生强烈的副作用。但是，在某些情况下，它们仍然会被应用。医生会建议容易出现恐慌症、潮热或低血糖及正在戒酒或戒药的患者使用中枢降压药物。

可乐定，一种中枢降压药物，可以制成皮肤贴片，对于服药困难的患者很有帮助。另一种药物，甲基多巴，经常被推荐给患有高血压的孕妇，以降低对患者本人和其胎儿的风险。中枢降压药物包括以下几种。

● 可乐定

● 胍法辛
● 甲基多巴
● 利血平 *

注：* 利血平主要作用于大脑外的周围神经系统。

副作用和注意事项

中枢降压药物可能产生的副作用包括极度疲劳、嗜睡、头晕。它们还会导致阳痿、口干、体重增加、思维障碍和心理问题（包括抑郁症）。

停止使用某些中枢降压药物还会导致血压迅速升高到危险水平。被副作用困扰、想停止使用这类药物的患者，可以向医生咨询如何逐渐减少它的使用量。

血管扩张剂

这类药物主要用于治疗顽固性高血压。血管扩张剂直接作用于动脉壁的平滑肌细胞，防止动脉收缩。

血管扩张剂包括以下几种。

● 肼苯哒嗪
● 米诺地尔

副作用和注意事项

血管扩张剂常见的副作用包括心率加快、头晕和液体潴留。高血压患者应避免出现这些症状。医生通常会在开血管扩张剂时加上 β 受体拮抗剂和利尿剂，这样可以降低这些症状的发生率。

其他副作用包括胃肠道问题、头痛、鼻塞和牙龈肿胀。米诺地尔还可能导致头发过度生长。大剂量服用肼苯哒嗪会增加患系统性红斑狼疮的风险，系统性红斑狼疮是一种影响结缔组织的自身免疫性疾病。

联合药物治疗

单独使用一种降压药物效果不佳的患者有很多。研究结果表明，大多数高血压患者需要服用两种或两种以上的药物才能达到最佳的血压控制效果。

如果降压药的效果不佳，医生可能会选择增加剂量，前提是患者身上没有出现任何明显的副作用，或者尝试另一种完全不同的药物。医生可能做的另一个选择是在已经服用的药物的基础上再加一种药物，这种方法被称为联合药物疗法。

联合药物疗法指使用两种或两种以上具有不同作用机制的药物，当血压需要大幅降低（例如超过 20/10 mmHg）时，联合药物疗法可能疗效显著。医生会寻找两种可以相互提高疗效或减轻副作用的药物。例如，联合使用噻嗪类利尿剂（可以降低钾离子水平）与保钾利尿剂，从而保留体内的矿物质。

另一个例子是名为"Caduet"的联合药物疗法，它将钙通道阻滞剂氨氯地平与用于治疗高胆固醇的他汀类药物阿托伐他汀联合使用。由于高血压和高胆固醇往往同时出现，因此这两种疾病可以同时治疗。

联合药物治疗的好处是使用剂量较小。例如，某些降压药物，如噻嗪类利尿剂以及他汀类药物，在高剂量或长期使用时会增加新发糖尿病的风险。

低剂量使用这些药物与其他药物联合使用可以降低这种风险，特别是在血钾保持正常的情况下控制高血压。

如果你开始使用一种药物后，血压仍然超过目标血压 20/10 mmHg（包括所有 2 级高血压患者），医生会使用新的治疗方法，即结合两种药物，通常是利尿剂和初始药物。（一般来说，如果

以导致血压下降为副作用的药物

这是可能导致血压下降并影响高血压治疗的部分药物列表。药物是按所治疗的疾病或药物类型或类别列出的。

抗阿尔茨海默病药物

- 多奈哌齐
- 加兰他敏

抗抑郁药

- 曲唑酮
- 三环类抗抑郁药

抗帕金森病药物

- 普拉克索
- 罗匹尼罗

抗精神病药

- 奥氮平
- 喹硫平
- 利培酮

麻醉性镇痛药

- 可待因
- 吗啡

勃起功能障碍药物

- 西地那非
- 他达拉非
- 伐地那非

被称为 SGLT2 抑制剂的抗糖尿病药物

- 卡格列净
- 达格列净
- 恩格列净

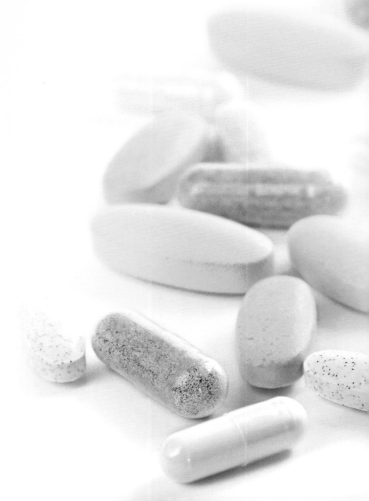

联合药物治疗

两种药物可以混合在一起制成一片药剂或胶囊。下面列出了一些联合用药的例子。

ACEI 和利尿剂

- 贝那普利和氢氯噻嗪
- 卡托普利和氢氯噻嗪
- 依那普利和氢氯噻嗪
- 赖诺普利和氢氯噻嗪

ARBs 和利尿剂

- 氯沙坦和氢氯噻嗪
- 缬沙坦和氢氯噻嗪

β 受体拮抗剂和利尿剂

- 阿替洛尔和氯噻酮
- 比索洛尔和氢氯噻嗪
- 美托洛尔和氢氯噻嗪
- 纳多洛尔和氟噻嗪
- 普萘洛尔和氢氯噻嗪

两种利尿剂

- 阿米洛利和氢氯噻嗪
- 螺内酯和氢氯噻嗪
- 氨苯蝶啶和氢氯噻嗪

钙通道阻滞剂和 ACEI

- 氨氯地平和贝那普利
- 维拉帕米和群多普利

ARBs 和钙通道阻滞剂

- 缬沙坦和氨氯地平

在某些情况下，可能需要 3 种及以上的药物用来治疗高血压。

利尿剂不是第一种处方药，通常是第二种联合用药。）

有时患者可能需要 3 种或更多种降压药。有关这些情况的更多信息，请参阅第 11 章。

紧急用药

如果血压升高到一个危险水平，有必要迅速采取措施来降低血压，以避免严重损害患者的器官甚至导致患者死亡。这种危险的高血压会导致心脏病发作、心力衰竭、脑卒中、突然失明或主动脉壁破裂。

在高血压紧急情况下，医生会直接向患者的静脉内注射降压药。目的是渐进地、受控地、阶段性地降低血压。过快地降低血压会产生严重甚至致命的后果。第一步是在几分钟至两小时内将血压降低 25%，并在 6 小时内将血压降至 160/100 mmHg。

用于高血压紧急情况的注射药物包括以下几种。

- 血管扩张剂，如非诺多泮、硝酸甘油、硝普钠和肼屈嗪
- α 和 β 受体拮抗剂，如甲磺酸酚妥拉

明、艾司洛尔和盐酸拉贝洛尔
- ACEI，如依那普利

选择正确的治疗方案

找到合适的降压药物或药物组合往往需要反复试验。这是因为医生必须考虑每个人的生理构成、生活方式和行为，并测试不同和不断变化的环境的影响。

然而，几乎所有服用降压药物的人最终都能找到一种治疗方案来降低他们的血压。这些药物会使患者感觉良好，并充分活跃起来。而且它们也很少产生副作用。

除了考虑降低血压和降低健康风险的药物效果外，医生还会考虑以下注意事项。

患者对药物的耐受性。 如果服用某种药物会产生令人不快的副作用，如阳痿或头痛，那么它对患者来说可能不是最合适的药物。事实上，这种药物的副作用似乎会比患者的高血压更严重地影响了患者的生活，而后者一般不会产生症状。

没有医生的指导不要停止服药。有

些药物要逐渐减少服用量，以防止血压反弹。

患者对处方的坚持。如果一种药物服用起来很麻烦，而患者的安排很紧凑，可能会忘记服用，或者干脆不服用。

以正确的方式、在正确的时间服用降压药是至关重要的，医生开的药需要适合患者的生活方式。在大多数情况下，可以找到一种药物或联合用药，每天服用一次。

关于一天服用一次的药物的注意事项：这些药物可能无法在 24 小时内控制血压。这可以通过家庭血压监测仪监测到。如果患者存在这种情况，可能需要在睡前服用一部分药物，而非全部在早上服用。

支付药费的能力。如果患者因为负担不起药费而不能按时服药，那么降压药物对患者不会产生任何好处。可以和医生协商通过应用药物组合来降低药物费用。

降压新进展

基因会影响患者对药物的反应，包括高血压的药物治疗。如果基因研究有希望取得成功，对开发出治疗高血压的新药而言很有帮助。

基因相关研究也有助于治疗计划的制订。通过了解患者的基因组成，医生能够选择更合适的药物来满足患者的需要，并确定对患者来说最有效和有益的药物类型。

例如，一个研究小组，包括 Mayo Clinic 的医生，已经确定了几种可能在人们对某些利尿剂的反应中发挥作用的

如何降低药物费用？

遵循健康的生活方式可以减少达到和维持目标血压所需的药物种类或剂量。通常情况下，在药物帮助控制血压几个月后，可以慢慢减少剂量，但必须在医生的指导下进行。可以和医生谈谈非专利的等效药物，也可以从制造商处获得费用方面的帮助。有关降低费用的更多信息，请参阅第 10 章。

基因。他们发现有一种基因变异的人对药物的反应更好，血压也比有另一种基因变异的人低。

肾动脉去交感神经消融术是另一种处于研究中的治疗顽固性高血压的方法。然而，到目前为止，没有临床试验能证明这种方法是有益的，这种治疗的作用正在被重新评估。该微创手术包括将导管插入进入肾脏的动脉，并对其施加射频能量。本书第 11 章将详细介绍更多关于顽固性高血压的知识。

总结

要点

+ 如果改变生活方式效果不佳，患者患有 2 级高血压或另一种可能受益于药物使用的疾病，降压药物治疗是必要的。
+ 虽然许多人只需服用一种药物就能控制血压，但有些人需要服用 2～3 种药物。
+ 利尿剂、ACEI 或钙通道阻滞剂通常用于治疗简单的高血压，因为它们已被证明是有效的。β 受体拮抗剂作为一种治疗高血压的药物较少单独使用，但在伴随某些疾病的情况下该类药物使用较多。
+ 找到合适的药物或药物组合来控制血压是一个需要时间和耐心的过程。

第一部分

理解高血压

第 **6** 章

高血压的基本原理

正如美国人普遍面临的状况一样，许多人的血压可能过高。遗憾的是，许多人认为高血压并不是什么大问题。但事实上，高血压非同小可，需要引起足够的重视。

如果不及时治疗，高血压会导致心脏工作过度、动脉壁硬化，血液在全身流动的速度变慢。这就是高血压如此危险的原因。高血压是导致残疾和死亡的主要原因之一。高血压可以导致脑卒中、心肌梗死、心力衰竭、肾衰竭、视力下降和痴呆。幸运的是，定期检查、良好的治疗计划和个人生活习惯可以帮助控制高血压，并减少并发症风险。

认真对待高血压

高血压是一级预防即初级保健中最常见的疾病。根据美国心脏协会（AHA）的统计，有超过 1 亿的美国成年人患有高血压。在最近的分类变化后，患有高血压的人数显著增加（见血压水平分类表）。此外，还有更多的美国人血压长期属于正常高值范围。他们的血压水平高于正常水平，刚好低于高血压的临界值（见血压水平分类表）。如果不采取措施加以控制，随着时间的推移血压升高水平会恶化，引起一系列的疾病。

高血压尚未得到应有的重视。许多患有高血压的患者甚至从不知道自己得了高血压，因此高血压常常被称为"沉默杀手"。高血压在发展到晚期之前通常不会产生不适的症状和体征。在患有高血压的成人中，仅有约半数的人病情得到了控制。

所谓病情得到控制指血压降到一个足以减轻患心血管疾病和其他并发症风险的水平。但在控制血压方面，有几个因素可能使情况复杂化。一是年龄。人们在任何年龄都可能患高血压，但随着年龄的增长，患高血压的风险也会增加。根据美国国家心肺血液研究所具有里程碑意义的弗雷明翰心脏研究（Framingham Heart Study）结果显示，55 岁时血压正常的美国人所要面临的患高血压的风险仍高达 90%。

另一个因素是种族。18 岁及以上的美国成年白人中约有 1/3 患有高血压。在非裔美国人中，男性的这一比例为 43%，女性的这一比例为近 46%。在墨西哥裔美国人中，该比例则是 28%，而亚裔美国人中约 25% 患有高血压。

高血压虽不至于致命或致残，但这种疾病是最应给予治疗的心血管疾病之一。确定自己患有高血压的患者，可以采取一定措施来降低血压。通过管理控制血压，可以降低患心肌梗死、心力衰竭、脑卒中、外周动脉疾病和肾脏疾病的风险。及早、更好地治疗高血压有助于降低患者因上述疾病而死亡的风险。

在本书中的第一部分，大家已经学习了控制血压的 5 个特定具体步骤。一般情况下，大家已经知道如何采取简单易行的干预策略来帮助控制血压。本书的第二部分从本章开始，将会介绍高血压的基本常识，包括造成高血压的危险因素、高血压的筛查和诊断。这一部分还将介绍有关高血压的治疗方案以及如何在家里监测血压，如何避免药物相互作用，识别紧急情况等。最后，这一部分将为特定人群，例如，妇女和儿童以及还患有其他疾病（如心脏病或糖尿病）的人提供控制血压的建议。

了解高血压

好的开始是成功的一半，治疗高血压的第一步就是了解它是如何发生的。为了了解高血压是如何发生的以及它为什么会损伤人体健康，了解一些有关心血管系统和帮助调节血压的器官的基础知识是很有必要的。

心血管系统

心脏每跳动一次都会从心脏的主泵

室（左心室）向人体一个复杂庞大的血管网络释放出大量富含养分和氧气的血液。动脉是负责把血液从心脏输送到身体其他部位的血管。最大的动脉被称为主动脉，与左心室相连，是发源于心脏的主通道。主动脉分支成更小的小动脉，这些小动脉再分支成更微小的动脉，被称为微动脉。

被称为毛细血管的微小血管将血液从微动脉输送到身体的诸多组织和器官。毛细血管将养分和氧气与细胞所产生的二氧化碳和其他废物交换。这些无氧血液通过静脉血管系统回流到心脏。

静脉中的血液回流到心脏后，它会被输送至肺脏中释放二氧化碳并吸入新鲜氧气。含氧血液被输送回心脏，准备通过心血管系统开启全新的旅程。血液中其他的废物则会在流经肾脏和肝脏时被清除。

血管的纵向可拉伸性和横向张力，是保证血液循环、组织灌注和压力维持，以及维持血液流动的重要保障。血压是为保持血液流动而作用于动脉壁的剪切应力。血压常被比作花园园艺软管内壁面的剪切应力。如果不用力对壁面施加剪切应力，水就不能从软管的一端流到另一端。

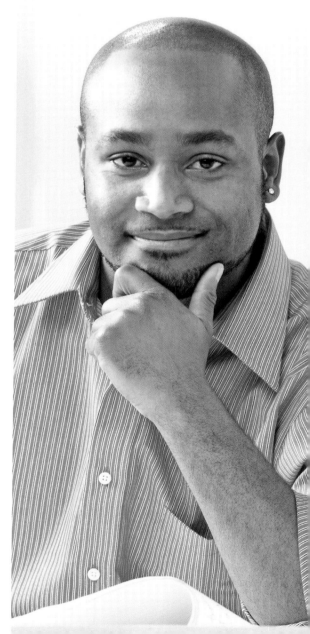

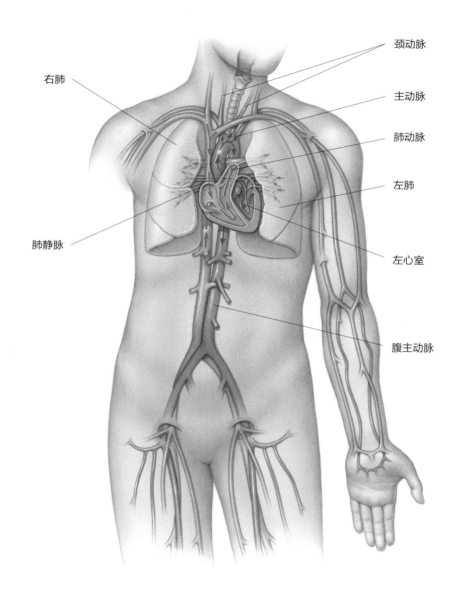

颈动脉

主动脉

肺动脉

左肺

左心室

腹主动脉

右肺

肺静脉

© MFMER

心血管系统。 心脏每跳动一次，血液从心脏左侧（左心室）被释放到大血管（主动脉）中，并通过主动脉将血液输送到各级动脉（红色）。血液通过静脉（蓝色）回流到心脏。在再次循环之前，血液通过肺动脉被输送到肺脏，释放出废物并装满吸入新鲜氧气的血液

血压调节器

人体内的多个器官和生物活性化学物质可共同作用控制血压，防止血压过高或过低。这些调节器包括心脏、动脉、肾脏以及中枢神经系统和各种激素和酶类。它们的工作原理如 97 页图。

心脏

体内血液的流动始于心脏。当心脏将血液从左心室释放到主动脉时，心肌泵血运动会产生一定的剪切应力。心肌泵血的力度越大，它对动脉壁所施加的剪切应力就越大，血压就会升高。

动脉

动脉内壁有平滑肌以顺应来自心脏的血液涌动，当血液依次流经平滑肌时，它们可以允许血管扩张和收缩。动脉弹性越大，平滑肌对血流的阻力就越小，心脏对动脉壁所施加的剪切应力也越小。当动脉失去弹性时，平滑肌对血流的阻力就会增加，心脏就不得不加大泵血力度。这种增加的剪切应力会导致血压升高。

肾脏

肾脏能排出血液中的废物，并调节钠等矿物质的水平。血液中钠含量越高，潴留的水分就越多。这种额外附加的液体会使血压升高。此外，水钠潴留还会导致血管变窄，使心脏工作更困难，血压也会因此升高。

其他因素

中枢神经系统连同体内的生物活性物质都会影响血压。下面举几个例子。

压力感受器。在心脏和特定的血管内壁有一种特殊的细胞叫作压力感受器。它们位于心脏和颈动脉附近。压力感受器与调节钠温度的温控器类似，可以监测血压。当它们感受到血压变化时，会通过神经向大脑发送信号，使血压调整到正常范围。这可能包括减慢或加快心率，扩张或收缩动脉。然而，压力感受器所认定的正常范围是可变的，可以根据血压的短期改变而重置。

肾上腺素。大脑通过发送信号（释放激素和酶类）来影响心脏、血管和肾脏的功能，对来自压力感受器的信息做出反应。其中影响血压的最重要的激素之一是肾上腺素。肾上腺素会使诸多动脉收缩，心脏跳动更剧烈。这两种行为都会增加动脉压力。人们常把肾上腺素释放的影响称为感觉兴奋或肾上腺素水平升高。人在压力过大或过度紧张时，肾上腺素会被释放入体内，如受到惊吓时，与人争论或匆忙行事时。

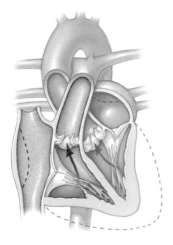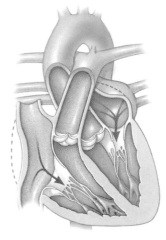

收缩期（泵血）　　　　　　　　　舒张期（静息）

心脏的泵血作用。 在收缩期（左图），心肌将血液从心脏的泵血室（心室，有射血功能的肌肉泵）中挤出。心脏右侧的血液进入肺部，心脏左侧的血液被泵入供血给诸多动脉的大血管（主动脉）。在舒张期（右图），心肌放松和扩张，以便血液从心脏的贮血器室（心房，起辅助泵的作用）流入泵血室（心室）

　　　　肾素－血管紧张素－醛固酮系统。 当血压下降时，肾脏会将肾素（Renin，也被称为血管紧张素原酶）释放到血液中。肾素是肾小球旁体细胞颗粒内形成的一种蛋白水解酶，可以催化蛋白血管紧张素原转换为血管紧张素Ⅱ并形成这一复杂过程。肾素这种物质会导致血管收缩、血压升高（如97页图）。血管紧张素Ⅱ还能刺激一种叫作醛固酮的激素从肾脏上方的肾上腺中释放。醛固酮的水平增加会使肾脏水钠潴留，血压升高。这些化合物的作用有助于身体对血压进行短期调节。就某些人而言，该系统可能比维持身体健康必需的更活跃。这些改变虽可使心脏跳动更有力，却会导致心肌和血管壁逐渐增厚，并因此导致心脏功能受损。

　　　　内皮细胞。 动脉和静脉内壁上衬有一层非常薄的细胞叫作内皮细胞。这个组织层可以分泌导致血管扩张或收缩的化学物质，在调节血压方面起着十分重要的作用。例如，内皮细胞含有一氧化氮，当它被释放时，会发信号促使血管壁的平滑肌放松和扩张，从而增加血流量并降低血压。内皮细胞还含有一种叫

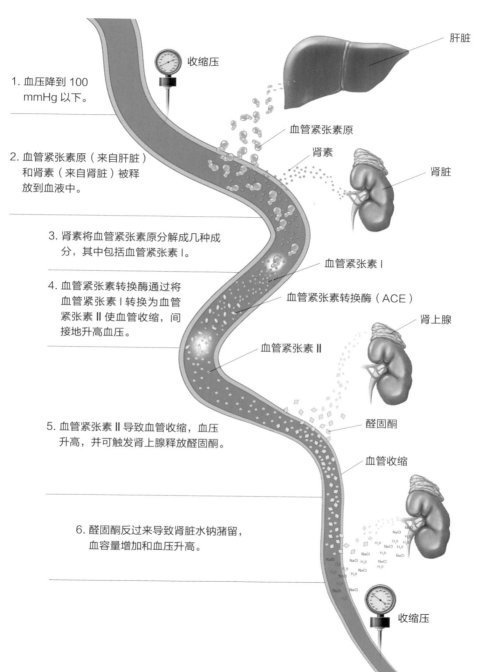

1. 血压降到 100 mmHg 以下。

2. 血管紧张素原（来自肝脏）和肾素（来自肾脏）被释放到血液中。

3. 肾素将血管紧张素原分解成几种成分，其中包括血管紧张素 I。

4. 血管紧张素转换酶通过将血管紧张素 I 转换为血管紧张素 II 使血管收缩，间接地升高血压。

5. 血管紧张素 II 导致血管收缩，血压升高，并可触发肾上腺释放醛固酮。

6. 醛固酮反过来导致肾脏水钠潴留，血容量增加和血压升高。

收缩压

肝脏

血管紧张素原

肾素

肾脏

血管紧张素 I

血管紧张素转换酶（ACE）

肾上腺

血管紧张素 II

醛固酮

血管收缩

收缩压

© MFMER

肾素－血管紧张素－醛固酮系统

作内皮素的蛋白质，它是一种有效的血管收缩剂。缩窄的血管壁可减少血流量并使血压升高。这些物质之间的不平衡会导致血管狭窄，进而引发高血压。

这些数字意味着什么

一种叫血压计（sphygmomanometer，包括水银血压计和电子自动血压计）的仪器可测量动脉中的血压。如今，大多数血压计设备都是自动化的。电子自动血压计通常由卷绑在上臂的充气袖带、传感器、充气泵、测量电路和电子数字仪表组成。充气袖带充气后可以挤压手臂上的血管。当充气袖带中的气体被放掉、压力降低时，通过感知袖带下方动脉壁的搏动来确定血压。正如本书前面提到的，血压用毫米汞柱（mmHg）来表示。测量值指标是动脉中血压压力使血压计上压力表中的水银柱升高的数值。

在诊断出高血压之前，医生可能在 3 次以上的单独预约问诊中每次各读取 2～3 次血压读数，建议在诊室坐位测量血压并读取血压计读数。医生会监测双臂的血压，以便确定两者之间是否有读数差异。血压计读数包括两个十分重要的数字。这两个数字中，第一个数字是收缩压（systolic blood pressure，SBP），这是当心脏收缩并将血液泵入主动脉时动脉中的血压值；第二个数字是舒张压（diastolic blood pressure，DBP），这是当心脏在两次跳动之间放松时，动脉所保持的血压值。心肌必须充分放松才能够再次收缩。而在这段时间里，血压会下降，直至下一次收缩才会再次升高。血压读数中的两个数字通常被写成一个带"/"的数值。收缩压居首或在左，舒张压居后或在右。口头陈述血压读数时，通常停顿一下来示意分隔两个数字。例如，如果收缩压是 115 mmHg，舒张压是 82 mmHg，可以写作 115/82，读作"115/82"。

儿童的血压会随着年龄的增长逐步升高，并且血压与儿童的性别、身高和体重有关。婴儿的血压通常比成人的低得多。对任何年龄段的成人来说，理想血压或正常血压都应低于 120/80 mmHg。如果可以，应该通过改善生活方式使血压达到这一目标值。虽然服用降压药来使血压达到正常水平似乎非常方便，但临床试验尚未证实，当服用降压药将血压降低到正常水平时，服用降压药还可减少高血压并发症。个人血压水平目标取决于年龄、是否患有其他疾病和个人担忧。医生会为患者制订最适合的治疗计划。

收缩压为 120～129 mmHg，舒张压低于 80 mmHg 的血压水平被列为正常高值。这意味着血压虽高于正常值但却并不在高血压范围内，但也意味着患心脏病、肾脏疾病和脑卒中的风险较高。当血压属于正常高值时，在试图控制血压的同时应该定期监测血压。血压水平高于 130/80 mmHg 的人通常被诊断为高血压。如 100 页表所示，高血压 1 期和高血压 2 期的判定取决于收缩压和舒张压的数值。

血压每日跌宕起伏

血压计读数只代表测量时的血压，而血压一整天都在变化。当活动量增加时，心脏泵血量增加，血压升高，当休息或处于睡眠状态时，心脏泵血量减少，血压降低；血压还会随着体位的改变而波动，例如，从卧姿或坐姿移动到站姿。

食物、酒精、疼痛、身体压力和强烈的情绪波动也会使血压升高。甚至当睡觉做梦时血压也会升高。血压在一天里的起伏是完全正常的。血压甚至会随时间变化。动脉血压会随时间运行周期而自然波动。血压通常在早晨醒来并活动后达到最高值。一般来说，血压在日间保持在大致相同的水平。到了深夜血

压开始降低。血压通常在早晨仍卧床时达到最低值。血压的运行周期被称为昼夜节律（circadian rhythm）。身体具有多个昼夜节律，每个节律都会影响身体不同的功能，例如，睡眠模式或体温高低。在上夜班或者夜班倒班的工人，其血压昼夜节律不同于白班工人，因为血压昼夜节律与作息密切相关，许多昼夜节律也会因活动模式的改变而改变。

如何得到准确数值

为了得到较精确的平均血压值，最好在适度活动后测量。在早上健身的患者应在健身前测量血压，因为剧烈运动后血压会有波动。

在测量血压前的 30 分钟，避免进食、吸烟、饮用咖啡或含酒精的饮料。咖啡因和烟草可以暂时升高血压，酒精会暂时降低血压，但对某些人却可能产生不同的效果。一些 OTC，包括充血减轻剂（decongestants，消肿剂，不宜长期使用）、消炎药和某些特定的膳食营养补充剂，会在服用后数小时或数天内使血压升高。

在测量血压之前，坐下来休息 5 分钟，这样可以使血压适应体位姿势和

血压水平分类

	收缩压（mmHg）		舒张压（mmHg）
正常值	≤ 120	和	≤ 80
正常高值	120~129	和	≤ 80
高血压			
高血压 1 期 *	130~139	或	80~89
高血压 2 期 *	≥ 140	或	≥ 90
高血压危象	>180	和 / 或	>120

注：* 基于 2 次以上单独预约问诊，坐姿测量，读取 2 次以上读数的平均值。即使没有舒张期高血压，收缩期高血压仍是心血管疾病的主要危险因素，这在高龄老人中尤其如此。

来源：Whelten PK, et al. 2017 Guideline for the Prevention, Detection, Evaluation, and Management of High Blood Pressure in Adults.

活动模式的改变。在受控条件下测量血压可以更准确地了解血压在一段时间内的状况。高血压患者的治疗计划包括在家中测量血压。详细说明参见第 10 章。

当血压居高不下时

如果调节血压的复杂系统不能正常工作，动脉血压就会升高。如果动脉血压持续升高，就会被诊断为高血压。

高血压并不是只有精神紧张的人才会患。即使是冷静、轻松的人，也有患高血压的可能。在过去，医生认为舒张压是提示与高血压相关的健康风险的最佳指标。但如今，人们已经不再这样认为了。尽管舒张压仍然是一个重要的健康风险指标，但研究人员发现，无论年龄大小，收缩期血压升高也是潜在的健康风险的严重警告信号。

高血压一般发展得较为缓慢。大多数情况下，人们一开始血压正常，随着时间的推移，血压升高，发展为正常高值，并最终发展为高血压 1 期。如果不及时治疗，高血压就会损伤身体的许多器官和组织。血压越高，未进行治疗的时间越长，造成损伤的风险就越大。当高血压合并其他危险因素或疾病（如糖尿病、肥胖症或吸烟）时，身体因高血压而受损的风险也会随之增加。

另外，传统观念认为理想的收缩压是 100 mmHg 加个人的年龄。但事实并非如此。遵循这个公式会让人认为高血压 1 期或高血压 2 期水平依然处于正常范围。

体征和症状

高血压被称为沉默杀手，因为它通常不会产生任何体征或症状。有些人认为，头痛、头晕或流鼻血是高血压的症状。尽管少数人在血压升高时可能出现流鼻血或头晕等症状，但研究发现，头痛和高血压之间并无直接关联。

有些人可能患高血压多年而不自知。高血压这种疾病很容易通过常规体检发现。呼吸急促等症状通常直到高血压发展到极高值阶段（可能危及生命）时才会出现。甚至有些人即使血压非常高也没有任何体征或症状。

并发症

控制高血压很重要，如果高血压长期被忽视，它对动脉壁的过度剪切应力会严重损害重要器官和组织。经常受到高血压影响的器官包括动脉、心脏、大脑、肾脏和眼睛。有时，高血压并发症需要寻求急诊治疗（参见本书第 10 章）。

对心血管系统的损伤

持续的高血压会给心脏和为整个身体输送血液的动脉网络带来非常沉重的负担。建议继续阅读以了解高血压可能导致的诸多并发症。

动脉硬化

健康的动脉是灵活、强壮、富有弹性的。它们的内壁是光滑的，所以血液可以不受限制地流经动脉。

长期的动脉压力过大会使动脉壁厚重、僵硬并缺乏弹性，导致血液很难流动。医学术语中动脉硬化（arteriosclerosis）一词来源于希腊语"坚硬化"（sklerosis）一词。动脉粥样硬化可以导致动脉硬化。动脉粥样硬化是动脉硬化最常见的原因。但是它只是动脉硬化的三种病理类型之一，其他两种包括中膜钙化（mockeberg medial

当血压降得太低时

一般来说，血压读数越低越好。但在某些特定情况下，血压降得过低和它升得过高一样危险。血压（hypotension）如果降低到危险水平可能会危及生命。但是，这种情况很罕见。

慢性低血压，即血压持续低于正常值，这并不危险却很常见。慢性低血压可能是降压药、糖尿病并发症和妊娠等诸多危险因素导致的。

慢性低血压潜在的危险是直立性低血压，当起立太快时，会感到头晕或晕厥。起立时，地心引力会使血液聚集在腿部而使血压突然降低。

正常情况下，身体会通过同时缩窄血管和增加来自心脏的血流来抵消血压的突然降低。然而，当血压长期降低时，身体需要更长的时间来应对这种血压的突然降低并对此做出反应。由于老年人的神经信号和调节系统反应减慢，因此直立性低血压在老年人中更为常见。

可以通过慢慢起立，并抓住身边的一些东西起立来预防直立性低血压。起立后稍等几秒钟再活动，这样身体就能适应血压的降低。一些高龄老人，特别是服用降压药的老人，可能存在餐后晕倒或跌倒的风险。原因可能就是血压突然降低。如果曾经有餐后跌倒或晕倒的经历，可以通过采取诸多措施，例如，细嚼慢咽和避免暴饮暴食来预防这种情况发生。另外，可以在餐后休息 1 小时。

如果持续头晕或发生晕厥，请向医生咨询是否是另一种疾病导致的这些症状，或者使这些症状比平时更严重。

calcific sclerosis）和小动脉玻璃样变
（arteriolosclerosis）。

动脉粥样硬化

高血压会加速动脉中脂肪沉积物的形成。动脉粥样硬化（atherosclerosis）一词中 ather 来源于希腊语"米粥"（porridge）一词，因为脂肪沉积物与米粥的黏稠度相当。

当动脉内壁受损时，红细胞和脂肪细胞常一起聚集在损伤部位。它们侵入动脉壁深层并留下瘢痕。这些大量集聚的红细胞和脂肪沉积物被称为斑块。随着时间的推移，斑块会硬化。血管壁上存在斑块的最大风险是由这些缩窄的动脉供血的器官和组织不能获得足够的血液（见 105 页图）。相反，心脏会增加压力以维持足够的血液流动。血压升高会导致血管进一步受损。斑块还会引起其他问题。当血液流经堵塞物时，斑块可能会导致血栓的形成。此外，炎症常发生在斑块周围。有时，斑块破裂后，碎片与新鲜血栓相结合会阻塞动脉。碎片还可能在血液中流动，并停留在一根更小的动脉中。动脉硬化和动脉粥样硬化可以发生在身体的任何一处，但最常见的部位有心脏、腿部、颈部、大脑、肾脏和腹主动脉内的诸多动脉。

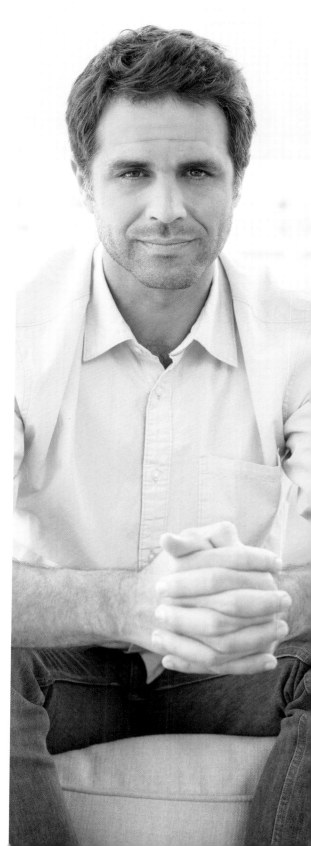

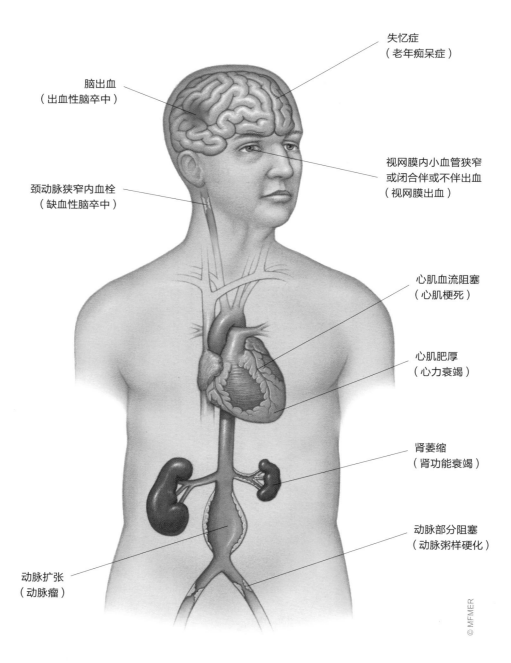

失忆症
（老年痴呆症）

脑出血
（出血性脑卒中）

视网膜内小血管狭窄
或闭合伴或不伴出血
（视网膜出血）

颈动脉狭窄内血栓
（缺血性脑卒中）

心肌血流阻塞
（心肌梗死）

心肌肥厚
（心力衰竭）

肾萎缩
（肾功能衰竭）

动脉部分阻塞
（动脉粥样硬化）

动脉扩张
（动脉瘤）

© MFMER

如果不加以治疗，高血压就会损伤全身的组织和器官。体内受到血压影响最大的器官包括动
脉、心脏、大脑、肾脏和眼睛

动脉瘤

当动脉受损时，动脉壁的某一部分因病变而向外膨出，形成永久性的局限性扩大，这种隆起被称为动脉瘤。动脉瘤通常发生在脑动脉或腹主动脉。如果动脉瘤渗漏或破裂，就会导致危及生命的内出血。在动脉瘤的早期阶段，它们通常不会出现任何体征或症状。但随着病情的发展，脑动脉瘤可能导致突然的、极度严重的头痛，这是之前从未经历过的头痛。晚期的腹主动脉瘤可能导致腹部或下背部持续疼痛。偶尔，动脉瘤内壁的血凝块会脱落并阻塞下游动脉。

冠状动脉疾病

斑块在与心脏相连的主要动脉中的积聚被称为冠状动脉疾病。这在高血压患者中很常见。心脏供血量的暂时减少会引起心绞痛。心肌缺血过多可能会导致心肌梗死。冠状动脉疾病的并发症是高血压患者死亡的主要原因。冠状动脉血流量减少的患者需要立即去急诊室并接受药物治疗或血管扩张手术（血管成形术）。

左心室肥大

当心脏将血液泵入主动脉时，它必须尽力泵出血液以抵抗动脉中来源于血液成分之间的摩擦阻力（即血液的黏滞性）以及血流与血管壁之间的摩擦阻力形成的血流阻力。血流阻力越大，血压越高。血压越高，心脏就必须越用力做功，心脏会因此变得越大。最终，由于过度的工作负荷使心脏左心室的肌肉壁增厚（肥大）。扩大的左心室也需要更多血液，因为高血压也会导致供养心脏的血管缩窄，所以通常没有足够的血液流向心脏。控制血压则可以预防这种情况的发生。

心力衰竭

当心脏不能有效地泵血，血液循环不能满足身体的需要时，就会发生心力衰竭。过量的体液潴留并积聚在肺脏、

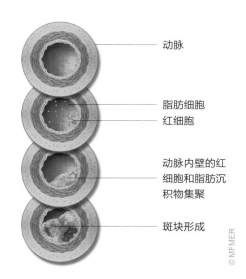

动脉

脂肪细胞
红细胞

动脉内壁的红细胞和脂肪沉积物集聚

斑块形成

© MFMER

动脉粥样硬化。动脉中脂肪沉积物的集聚导致斑块形成，从而阻碍甚至阻断血流

腿部和其他组织间隙或体腔中，这种疾病被称为水肿（edema）。肺部水肿会导致呼吸急促；腿部水肿会导致肿胀。控制血压可以降低患心力衰竭的风险。

大脑损伤

高血压会增加患缺血性脑卒中（也被称为脑梗死）的概率。缺血性脑卒中是一种由颅内血管狭窄、堵塞或破裂，颅内缺血、缺氧导致的局部脑供血不足而造成的脑组织受损或坏死（见 107 页图）。高血压是导致脑卒中的高危因素。根据美国国家心肺血液研究所统计，超过 75% 的脑卒中患者患有高血压。研究结果还表明，血压正常高值也是导致脑卒中的危险因素。

脑卒中分为出血性脑卒中和缺血性脑卒中两种，其分类基于脑部血液供应的障碍程度和脑卒中的部位。

缺血性脑卒中

缺血性脑卒中（ischemic stroke）是最常见的类型，占所有脑卒中的近 90%。它们通常影响大脑中控制运动、感觉和语言功能的部分。

缺血性脑卒中可能是由斑块阻塞

而形成的血块引起的。如果向大脑供应含氧血液的动脉被阻塞，就会发生这种类型的脑卒中。如果一小块凝结的血液松散、破裂并通过颅内的大动脉进入小动脉，缺血性脑卒中也可能发生。移动（栓塞）的血凝块可能堵塞血管并阻塞血流从而导致脑卒中。在缺血性脑卒中开始后的最初几小时内给予抗凝药物可以大大减少因脑卒中造成的残疾。有时，颅内血液供应会暂时中断不到 24 小时，这被称为短暂性脑缺血发作（transient ischemic attack，TIA），也被称为小卒中，其症状与脑卒中类似，但短暂性脑缺血发作通常只持续几分钟，并且不会对身体造成永久性损伤。短暂性脑缺血发作可能是一个警告，因为约 1/3 的短暂性脑缺血发作患者最终会发生脑卒中。

出血性脑卒中

出血性脑卒中（hemorrhagic stroke）发生在颅内血管渗漏或破裂时。这通常是由动脉瘤等病变导致的。出血性脑卒中渗出的血液会损伤周围脑组织。此外，更大范围的组织会由于缺乏血液而受损。高血压会增加小动脉患出血性脑卒中的风险。高血压检测和治疗的改进有助于大幅减少脑卒中的发生。当血压降低时，患脑卒中的风险也会显著降低。即使已经患脑卒中或短暂性脑缺血发作的患者，降低血压也可以防止此类问题再次发生。

研究结果表明，由高血压引起的颅内血管受损可导致老年痴呆症（dementia），一般指阿尔茨海默症（alzheimer），这是一种起病隐匿的并呈进行性发展的神经系统退行性精神障碍，临床上通常以失忆症、视空间损伤以及人格和行为改变等全面性痴呆表现为特征。随着年龄的增长，患阿尔茨海默症、脑血管性老年痴呆症和其他类型痴呆症的风险会大大增加。老年痴呆症可能在被诊断为高血压后的几年甚至几十年间的任何时间出现。最近的研究结果表明，药物帮助控制高血压可以降低患老年痴呆症的风险。

肾脏

当血液流经肾脏（kidneys）时，肾脏会清除体内的代谢产物及某些废物、毒素，并调节血液中矿物质、酸碱度和液体的平衡。人有两个肾脏，每个肾脏都由 100 多万个肾单位组成，肾单位是由肾小体和肾小管组成的微小过滤器系统，主要作用是形成尿液。尿液的形成要经过肾小球和肾小囊的滤过作用和肾小管的重吸收作用。

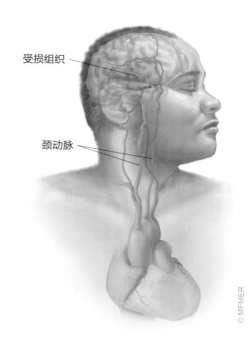

© MFMER

缺血性脑卒中。当通向大脑的动脉血流受阻时，神经细胞就会缺乏氧气和营养物质，脑组织可能很快就受损或坏死

肾脏通过调节水和钠的比例来帮助控制血压。它们还可以产生控制血管舒缩的化学物质。高血压会干扰这些功能。高血压引起的动脉粥样硬化会减少流经肾脏的血流量，阻止肾脏从血液中清除废物。这些废物累积起来，可能会使肾脏功能受损，导致肾功能衰竭。要防止肾功能衰竭，最重要的就是控制血压，使它低于 130/80 mmHg。如果肾脏功能受损，就要接受肾透析，在这个过程中，血液中的废物会被机器滤

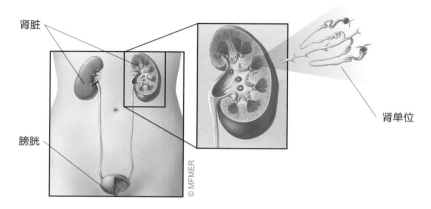

肾脏

膀胱

肾单位

© MFMER

肾脏如何工作。 肾脏从血液中清除的废物作为尿液储存在膀胱中。每个肾脏都有 100 多万个肾单位来清除血液中的废物

除。严重的话，可能需要接受肾移植手术。

眼睛受损

偶尔，只需简单的眼部检查就可以诊断出高血压，因为视网膜小血管的状态往往是反映高血压最早、最清晰的指标。在高血压早期阶段，眼底视网膜小动脉会变得狭窄。最终，小动脉壁增厚压迫邻近静脉并干扰静脉血液循环。眼底视网膜小血管也可能渗漏血液和液体到视网膜组织中（见 136 页图）。在严重的高血压病例中，液体还可能会渗漏入视神经，导致视神经肿胀（视神经乳头水肿）。视网膜和视神经严重出血可能导致视力丧失。控制高血压可以预防这些并发症。

总结

要点

+ 血压是血液在心脏和血管中持续流动所必需的。
+ 高血压意味着血压水平持续偏高。标准为收缩压高于 130 mmHg 和（或）舒张压高于 80 mmHg。
+ 高血压通常不会产生任何体征或症状。
+ 如果不予以治疗，高血压会导致脑卒中、心肌梗死、心力衰竭、肾功能衰竭、失明和老年痴呆症。
+ 通过控制高血压，可以显著降低与疾病相关的残疾或死亡风险。

第 7 章

哪些人有患高血压的风险？

对任何疾病而言，人们都想知道它的成因。为什么一种疾病会发生在某些人身上而非其他人身上？为什么大多数成人到了某个特定年龄后才会患这种疾病，但另一些成人却在 10 年前或 20 年前就已患该疾病？然而遗憾的是，大多数人患高血压的病因目前尚不清楚。

高血压是一种独立疾病，它的发病机制比较复杂，也容易导致很多并发症。然而，某些特定因素会增加人们患高血压的风险。通过了解这些危险因素，人们可以采取措施将这些风险降到最低，并推迟或预防高血压的发生。

帮助人们了解患高血压的风险，重要的是要帮助他们了解高血压的两种类型：原发性高血压和继发性高血压。原发性高血压（primary hypertension）是最常见的类型。据估计，90%～95% 的高血压属于原发性高血压。原发性高血压指病因不明的血压升高，但某些特定遗传因素和不良生活习惯（如营养供给不足、缺乏体力活动和超重）也在其发展过程中起着重要作用。因为其特殊的发病原因，因此在治疗上，患者需要进行基础性的器官检查和治疗，特别是患有心脏疾病、血管疾病等多种原发性疾病的患者。对于原发性高血压，治疗的主要目的是最大限度地降低心血管疾病导致的死亡和残疾的风险。因此，应在治疗高血压的同时，治疗其他的可逆性心血管疾病，并适当处理同时存在的其他并发症。继发性高血压（secondary hypertension）指病因明确的血压升高，

5%～10% 的高血压病例属于此类，这就意味着这种疾病是由另一种疾病所导致的或是继发性的。不同于原发性高血压，继发性高血压的原发病是可以被治愈的，治愈后血压便可以随之下降到正常水平，还可降低发生并发症的风险。因此，正确区分继发性高血压和原发性高血压非常重要。只有排除继发性高血压后，才可诊断为原发性高血压。

原发性高血压

大多数患有高血压的美国人都很难找到自己血压升高的确切原因，这种病因不明的血压升高就是原发性高血压。基因由 DNA 组成，遗传自父母，为人的生长发育提供指导，并可能在高血压的发展中发挥重要作用。但研究人员发现，高血压是一种复杂的疾病，通常不遵循基因遗传的一般规律。这种疾病不是源于单一的基因缺陷，而是一种涉及多个方面的疾病，涉及多个基因的相互作用，除了罕见病例。原发性高血压是多个生理因素共同作用的结果，这些因素如下。

- 血管的运动（扩张和收缩）
- 血液中的液体增多
- 血流传感器（压力感受器）的功能作用

- 影响血管功能的生物活性物质的产生
- 影响心血管系统的激素的分泌
- 心肌泵血量
- 心血管系统的神经控制情况

还有很多危险因素（如体重、钠摄入量和运动量）与基因遗传因素相互作用。一般来说，这些危险因素越多，一生中患高血压的概率就越大。

无法改变的危险因素

高血压有 4 个无法改变或控制的主要危险因素。

种族

超过 18 岁的美国成年白人中，约有 1/3 患有高血压。在非裔美国人中，男性的这一比例高达 43%，女性高达近 46%。28% 的墨西哥裔美国人和近 25% 的亚裔美国人患有高血压。

年龄

患高血压的风险随年龄的增长而增加。正如第六章所述，55 岁时血压正常的美国人一生中患高血压的风险仍高达 90%。影响心脏、血管和激素的那些变化随年龄增长而自然发生变化是相当普遍的。这些变化伴随其他危险因素，很容易导致高血压。

家族史

高血压往往有家族遗传史，这时就
要改善饮食习惯，例如，不能吃太咸的
食物。父母或近亲患有高血压的人其本
人患高血压的概率会增加。但要注意的
是，生于高血压多发的家族并不意味着
一定会患高血压。即便是在高血压普遍
存在的家族中，有些人也从未出现过高
血压。

性别

男性45岁左右时患高血压较为常

见。而女性65岁以后比男性更容易患
高血压。

可改变的危险因素

高血压的危险因素也有许多可改变
和控制的。

超重

超重会增加患高血压的风险，原因
有很多。体重越大，就需要越多的血液
来滋养细胞。更多的血液循环通过动脉

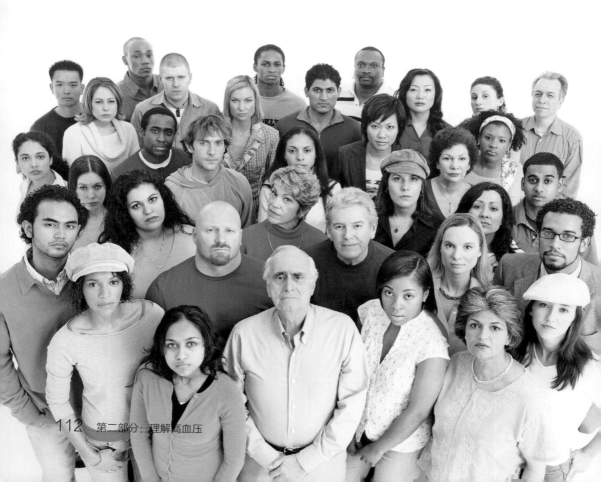

则需要心脏泵出更大的力量。肥胖症还与交感神经系统活动增加和醛固酮水平升高有关，两者都会升高血压。超重会使心率加快，还会使血液中胰岛素的水平升高，使体内水钠潴留增多。水钠潴留会导致血容量增加，尿量减少。任何原因导致的水钠潴留都会反过来会使体重增加。另外，有些超重的人，饮食中饱和脂肪酸（saturated fatty acid，SFA）和反式脂肪酸（trans fatty acid，TFA）摄入量过高，这些不利于健康的脂肪会促进动脉粥样硬化并导致动脉狭窄。具体参见本书第 1 章以了解更多关于饮食中脂肪摄入量的信息。

缺乏运动

缺乏运动会增加超重的风险，从而增加患高血压的风险。不运动的人也往往具有更高的心率，他们的心脏不得不在每次收缩时更加用力。心脏跳动的力度越大、频率越高，施加在动脉上的剪切应力就越大。一些研究的结果表明，看半小时电视对成人的寿命缩短的不良影响堪比抽一根烟。

代谢综合征

代谢综合征（metabolic syndrome）是一系列一起发生的、可改变的疾病危险因素，包括高血压、高血糖、超重和高胆固醇血症，这些疾病会增加患糖尿病、心脏病和脑卒中的风险。如果存在全部或部分症状，应尽快采取措施以便降低患这些致命疾病的风险（有关代谢综合征的更多信息参见本书第 11 章）。

吸烟

烟草中的化学物质会破坏动脉血管内壁，使动脉血管内壁更容易形成斑块。尼古丁会暂时缩窄血管而使心脏更用力地做功，从而使心率和血压增高。这些影响之所以产生是因为吸烟会刺激激素的产生，包括使肾上腺素水平升高。此外，香烟烟雾中的一氧化碳会取代血液中的氧气，迫使心脏更用力地做功以便为身体的细胞提供足够的氧气，从而使血压升高。关于戒烟细节参见本书第 4 章。

血压的钠敏感性

身体的细胞需要一定量的钠以保持健康。钠的一种常见来源是食盐（氯化钠），食盐由 40% 的钠离子和 60% 的氯离子构成。有些人对血液中的钠比其他人更敏感。具有钠敏感性的人更容易发生钠潴留，导致液体潴留和血压升高。但是，钠敏感性很难评估。大多数食盐都来源于食物。平均来说，加工食品中的食盐中的钠占钠总摄入量的 75%。摄入过量的食盐对健康没有任何益处，几乎每个人都能在通过减少钠摄

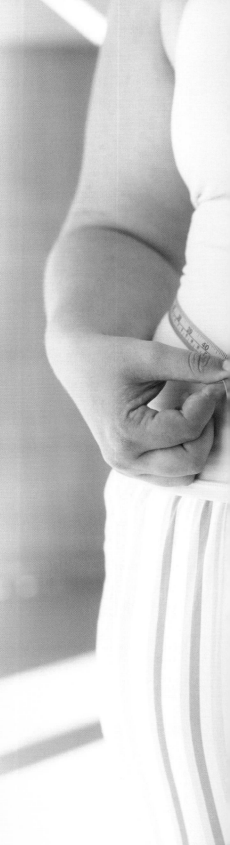

美国肥胖症现状

据统计，美国超过 7800 万成人患有肥胖症。根据美国国家健康与营养调查（National Health and Nutrition Examination Survey，NHANES）统计，超过 1/3 的美国成人患有肥胖症。肥胖症指体重指数（BMI）≥ 30。超重指体重指数介于 25 和 29.9 之间。

发表在《美国医学会杂志》（*Journal of the American Medical Association*，JAMA）上的一份报告指出，美国成年男性与成年女性的肥胖率略高于 35%。报告指出，美国成人的肥胖率与几年前的数据相比基本没有变化。

成人并不是唯一的超重人群。一项世界范围的分析数据显示，发达国家近 1/4 的儿童存在超重或肥胖。而发展中国家的儿童和青少年的肥胖率也在上升。

体重问题在 40 ~ 59 岁的人中很普遍。最新数据显示，这个年龄段的人肥胖率最高。然而，所有年龄段的人都会受到肥胖症的影响。超过 60 岁的人肥胖率也很高，略高于 35%。

在美国，超重是仅次于吸烟的可预防的致死因素。2000 年，美国约有 40 万人死于超重或肥胖症，而当年约有 48 万人死于吸烟。

入量中获益。更多有关钠摄入量的信息参见本书的第 1 章。

低钾血症

钾是一种有助于平衡人体细胞中钠含量的矿物质。钾通过肾脏清除多余的钠，肾脏过滤掉的钠会随尿液排出体外。如果饮食不能提供足够多的钾或体内不能保持适当的钾含量，过多的钠就会积聚并增加患高血压的风险。（更多关于钾的知识请参见第 1 章。）钾含量过低也会刺激一种增加水钠潴留的激素，即醛固酮的释放，增加患高血压的风险。

酒精摄入量

每天饮酒多于 3 杯（约 75 毫升）会导致患高血压的风险加倍。酒精如何或为何会升高血压目前尚不清楚。但酗酒会损伤心脏和其他器官。安全的做法是适度饮酒或完全不饮酒。对大多数男性来说，适度饮酒意味着每天饮酒不超过 2 杯（约 50 毫升），而对女性来说，每天最多饮酒 1 杯（约 25 毫升）。请注意，这些都是针对健康人士的建议，具体情况可能有所不同（有关酒精与高血压的更多信息请参见本书第 4 章）。

压力

压力过大可能会损伤血管、心脏和肾脏。尽管当处于压力之下时，血压可能会暂时升高，但压力过大还没有被证实会导致慢性高血压。然而，最近的研究结果表明，患有焦虑症的人患高血压的可能性是正常人的 4 倍。压力也会促进不健康的习惯的形成，众所周知，这些习惯会增加患高血压的风险。例如，有些人通过吸烟、喝酒或暴饮暴食来缓解压力。有关压力与高血压的更多信息参见本书第 10 章。

其他疾病

慢性疾病可能增加患高血压的风险或使高血压更难控制。下文中描述了其中几种疾病。

此外，妇女、儿童、高龄老人等在控制高血压方面可能有需要特别注意的问题（详情请参见第 11 章）。

高胆固醇血症

高水平的胆固醇（血液中一种类似脂肪的物质）会促进动脉中斑块的积聚（动脉粥样硬化），导致动脉缩窄、僵硬而无法扩张。这些改变会使血压升高。

糖尿病

血液中过多的葡萄糖会损伤许多器官和组织，导致诸多影响血压的疾病，例如，动脉粥样硬化、肾脏疾病和冠状动脉疾病（更多信息参见本书第11章）。

睡眠呼吸暂停综合征

阻塞性睡眠呼吸暂停综合征是一种严重的打鼾形式，并会在睡眠中中断呼吸。睡眠中断也可能是由大脑功能紊乱造成的。研究结果表明，睡眠呼吸暂停时发生的呼吸中断与高血压发作之间存在联系（有关睡眠呼吸暂停综合征的更多信息参见本书第11章）。当总是在夜间因感到窒息或喘息醒来，并在日间很难保持清醒，则应向医生咨询。这些都可能是睡眠呼吸暂停综合征的体征和症状。超重或肥胖症也会增加这一风险。治疗方法包括减肥、侧卧而非仰卧、使用面罩装置将空气轻轻地吹入气道并使压力刚好保持气道畅通。

慢性肾功能衰竭

肾功能衰竭既是慢性高血压的病因，又是其后果。对肾脏内的微小血管施加额外的壁面剪切应力会导致瘢痕形成和缓慢、渐进的肾功能丧失。肾脏将不能清除体内的废物，从而导致废物和液体堆积于血液中。慢性肾功能衰竭可进展到透析或肾移植是仅有的治疗选项的程度。

心力衰竭

心肌受损或衰弱可能是由于心肌梗死，因此它必须更加用力地泵血。未经控制的高血压会对虚弱的心脏提出更高的要求。久而久之，心肌可能会代偿性肥厚来弥补它必须完成的额外工作（见117页图）。最终，心肌可能变得过于僵硬或虚弱而无法有效泵血，这被称为心力衰竭。心力衰竭意味着心脏不能泵出足够的血液来满足身体的需要。

心血管风险增加的其他指标包括视网膜血液循环不畅、心脏左心室室壁增厚、肾脏清除体内代谢产物及废物（肌酐）量减少以及尿液中蛋白质含量增加。治疗高血压通常可以减缓或逆转这些危险因素造成的不良影响。

倍增效应

危险因素通常不是独立存在的，而是相互作用。例如，超重并且缺乏运动的人患高血压的概率比只有其中一个危险因素中的人要高得多。同样，努力减少一个危险因素可能有助于减少其他危险因素。总风险的降低可能远超该独立因素的总和。

但重要的一点是，尽管危险因素会提高患高血压的概率，但这并不意味着高血压真的会发生。同时，即使没有任何危险因素，也有可能患上高血压。但减少可改变的危险因素能降低患高血压的概率。

继发性高血压

前面提到，原发性高血压并无明确病因，是一种可能由多种因素引起的疾病，很难明确每个因素及其作用。继发性高血压是其他疾病的直接结果，是这些疾病的症状之一。

继发性高血压通常发病更迅速，并使血压升高至高于原发性高血压的水平。如果引起高血压症状的原发病能够被医治，血压就会随之下降甚或降至正常水平。继发性高血压比原发性高血压更容易突然出现并快速引起高血压。

主要病因

继发性高血压可由多种疾病引起，以下是一些主要病因。

肾脏疾病

肾脏是血压的重要调节器官，各种肾脏疾病都可能导致继发性高血压（见118页图）。肾脏疾病如多囊肾病、糖尿病肾病、肾小球肾炎、硬皮症和高血

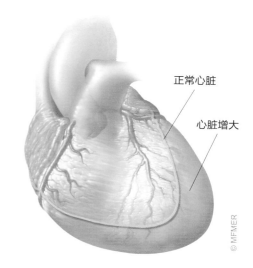

正常心脏

心脏增大

© MFMER

心力衰竭。心脏可能试图通过变大来代偿泵血能力的降低

压可造成肾功能衰竭。肾脏疾病是如何导致高血压的？肾脏组织的瘢痕和肾血管狭窄会导致肾脏不再像平时那样清除水、钠和代谢废物，这会导致水钠潴留从而使血压升高。受损的肾脏可能在体内释放出升高血压的化学物质（请参见本书第 11 章）。

如果怀疑患者患有肾脏疾病，医生会建议其进行体检。检测到血液中代谢废物水平升高和尿液中蛋白质含量过量可能表明肾功能不全。影像学检查如超声、计算机断层扫描（CT）或磁共振成像（MRI）可以发现因肾脏疾病导致的囊肿或瘢痕。除非囊肿受到感染或引

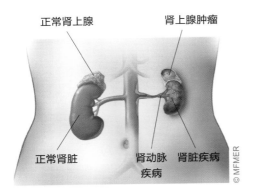

正常肾上腺　　　　肾上腺肿瘤

正常肾脏　　　肾动脉　肾脏疾病
　　　　　　　疾病

©MFMER

肾脏疾病。肾动脉狭窄和肾上腺肿瘤（嗜铬细胞瘤）是继发性高血压的常见病因

起明显疼痛，否则很少进行手术治疗。重度多囊肾病导致肾功能严重不全的患者则可能需要接受肾移植。

肾动脉阻塞

　　肾动脉是向肾脏供血的主要血管。肾动脉阻塞通常是由动脉粥样硬化引起的肾动脉狭窄所致。当肾动脉梗阻严重时，肾脏会萎缩并形成不可逆转的瘢痕。肾动脉阻塞还可能是由一种被称为肌纤维发育不良的疾病所致。患这种疾病的人，肾动脉壁的中间层（被称为中膜）变厚、肾动脉缩窄。肾动脉狭窄部分和增宽部分交替出现，可能形成小的动脉瘤。一个或两个肾脏都可能受到影响。肾动脉狭窄会损伤肾功能，并产生一种可以升高血压的激素。如果药物治疗对这种形式的高血压无效或肾功能严重受损时，可以使用类似于治疗

狭窄冠状动脉的导管和支架打开肾动脉梗阻。有时，肾动脉是否狭窄可以用听诊器予以诊断，因为湍急的血流可产生独特的、易辨识的声音。肾动脉狭窄和肾脏的病变也可以通过使用超声、血管造影、CT 和 MRI 等影像学检测发现。

肾上腺嗜铬细胞瘤

　　肾上腺嗜铬细胞瘤发生在肾上腺内层。人有两个肾上腺，分别位于两侧肾脏上方。这种肿瘤可以发生在身体的其他部分并分泌肾上腺素、去甲肾上腺素及其他化学物质。肾上腺嗜铬细胞瘤会引起明显的特征和症状。伴有这种肿瘤的患者可能会经历突发的、严重的头痛，心悸和大汗淋漓，同时伴脸色苍白。发作时间可能持续几分钟到 1 小时，可能每天发作，也可能很少复发。血压在肾上腺嗜铬细胞瘤发作期间几乎总是明显升高，而且在两次发作之间也可能升高。诊断检查包括血液和尿液检查以及CT、MRI 影像学检查或同位素检测。基因测试也有一定的帮助，因为这种肿瘤疾病会出现家族聚集。肾上腺嗜铬细胞瘤很少是恶性的，可以通过手术切除。

主动脉缩窄

　　主动脉缩窄这种疾病涉及心脏的主要动脉（主动脉）狭窄。它通常发生

在胸主动脉部分，很少发生在腹主动脉。它常见于出生时，但偶尔可能成年以后才被发现。主动脉缩窄会导致手臂高血压和腿部低血压。当医生同时把脉腹股沟（大腿根）和手腕动脉时可以检测到这一情况。腹股沟的脉搏比手腕上的脉搏稍微延迟并且力量也较弱。胸部 X 线片和超声或 MRI 成像可予以确诊。主动脉缩窄可通过手术切除主动脉狭窄部分并重新连接血管末端来予以修复。在某些特定情况下，血管成形术可利用位于导管末端的球囊将狭窄部分拉开（球囊扩张术）。如果血管成形术不能永久性扩张该区域，可以通过导管插入金属支架以保持该区域开放。

甲状腺功能不全

甲状腺可以调节新陈代谢。只要甲状腺分泌适量甲状腺激素，新陈代谢就可正常运转。甲状腺分泌的甲状腺激素过多或过少都会扰乱体内化学反应的平衡（见 120 页图）。

甲状腺功能亢进症（甲亢）。 甲状腺素分泌过多可能会升高收缩压和加快心率。甲状腺功能亢进症包括以下体征和症状。

- 精神紧张
- 体重减轻

- 出汗过多
- 眼睛突出（眼球突出）
- 畏热
- 心悸
- 甲状腺肿大或存在甲状腺结节
- 震颤
- 疲劳

甲状腺功能亢进症可能有家族遗传史。治疗甲亢可以使血压恢复正常，治疗方法包括抗甲状腺药物治疗、放射碘治疗和罕见的手术治疗。

甲状腺功能减退症（甲减）。 甲状腺素分泌不足也会导致高血压（收缩压和舒张压均升高）。甲状腺功能减退症包括以下体征和症状。

- 畏寒
- 皮肤粗糙
- 疲劳
- 声音嘶哑
- 新陈代谢减慢
- 眼睛、手和腿浮肿
- 体重增加

甲状腺功能减退症可能发生在甲状腺过度活动或接受过甲状腺炎症治疗后。应用甲状腺激素通常能使甲状腺水平恢复正常。

库欣综合征与醛固酮增多症

库欣综合征（cushing syndrome）是体内皮质醇激素分泌过多造成的。肾上腺皮质的主要产物为醛固酮、皮质醇和脱氢异雄酮硫酸盐。皮质醇可以由肾上腺皮质产生，也可以来自强的松等药物。肾上腺疾病可出现家族遗传。皮质醇过量会导致以下症状或体征。

- 面部、颈部和躯干的脂肪沉积增加
- 紫色条纹状妊娠纹，皮肤变薄，容易出现瘀伤，毛发过度生长
- 情绪不稳定
- 体重增加
- 高血压
- 虚弱
- 糖尿病
- 骨质疏松症

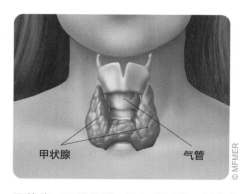

甲状腺。形似蝴蝶，犹如盾甲状，以此命名的甲状腺激素分泌异常会引起甲状腺功能亢进症或甲状腺功能减退症

库欣综合征的治疗方法是减少过量的皮质醇，包括消除或更换药物，如果该问题属于内部原因，则执行外科手术。

肾上腺分泌过多的醛固酮（醛固酮增多症）也会导致高血压。醛固酮增多会引起水钠潴留，也可能导致肾脏失钾引起低钾血症。虽然醛固酮增多不会导致全身性组织水肿，却会导致心脏和血管增厚。患有醛固酮增多症的高血压患者可能会对普通降压药物产生抗药性。血液中钾含量低也是一个指标。诊断步骤包括血液和尿液的内分泌测试、基因测试和 CT 或 MRI 成像。肾上腺静脉取样有助于确定肿瘤位置，特别是当肿瘤太小且无法通过影像学检查发现时。治疗方法包括药物阻断醛固酮的作用和外科手术切除肿瘤。

子痫前期

高达 7.5% 的孕妇妊娠 20 周以后会出现子痫前期（又称先兆子痫）症状。子痫前期指妊娠 20 周以后，新发高血压伴有蛋白尿，或原有蛋白尿加重，以及出现其他脏器功能障碍的妊娠期特有疾病。如果不进行治疗，这种疾病会导致孕妇和胎儿发生严重甚至致命的并发症。这就是为什么血压检查和尿液分析是妊娠期的例行常规检查，特别是在妊娠中后期。胎儿出生后产妇的血压通常

会在几天到几周内恢复正常。子痫前期也可能在妊娠后期复发，将来也可能发展为非妊娠期高血压（更多关于子痫前期的信息请参见本书第 11 章）。

非法药物的使用

街头毒品，如可卡因和安非他明，会通过缩窄某些特定动脉、加快心率或损伤心肌，从而导致高血压。

药物

（1）有几种药物会使人的血压升高。可能有这种作用的非处方药包括以下几类。

- 非甾体消炎药（NSAIDs），如布洛芬（Advil、美林等）和萘普生钠（Aleve）
- 食欲抑制剂
- 感冒药
- 鼻减充血剂（消肿剂），包括鼻喷雾剂

（2）会影响血压的处方药包括以下几类。

- 类固醇激素（强的松、甲泼尼龙）
- 抗抑郁药（安非他酮、地昔帕明和其他三环类抗抑郁药、苯乙肼和其他单胺氧化酶抑制剂、文拉法辛和去甲文拉法辛、其他）
- 免疫抑制剂（环孢素、他克莫司等）
- COX-2 抑制剂（塞来昔布）
- 其他（阿法依泊汀，也被称为促红细胞生成素；阿法达贝泊汀；哌甲酯和其他兴奋剂；麦角生物碱；单克隆抗体，如贝伐单抗；激酶抑制剂，如索拉非尼和舒尼替尼）

大多数避孕药都会导致血压升高，但孕激素和雌激素含量较低的避孕药的效果可能不太明显。屈螺酮是避孕药（优思明、优悦等）的一种成分，它能使身体潴留钾，并干扰某些高血压药物的有效性。

草药类膳食补充剂

与补充和替代药物（complementary and alternative medicine，CAM）相关的某些特定产品会使血压升高或干扰降压药物的有效性。这些产品包括苦橙（又称酸橙）、人参、甘草根、育亨宾和圣约翰草。

每次就诊时都要带上最新的服用药物的清单，这些药物包括处方药、非处方药、营养素补充剂和草药制品。对正在服用降压药物的患者而言，这一点尤其重要。

鉴别继发性高血压

这种病与原发性高血压类似，直到医生做了检查并予以确诊，患者可能并不知道自己患有继发性高血压。一般来说，继发性高血压与原发病相关的症状可能正是促使患者去看医生的原因。如果发现患者患有高血压，医生会询问患者的病史和家族史。医生会寻找可能造成心肌梗死、心脏病、动脉粥样硬化、体重改变、运动期间腿部疼痛、虚弱和疲劳的循证证据，还会检查可能导致继发性高血压的体征和症状。

治疗、预防高血压的生活方式小贴士

高血压通常是可以预防的。通过消除或改变可控制的危险因素，可以降低血压和其他心血管疾病风险。这包括：

- 减肥（如果你超重的话）
- 健康膳食
- 积极运动
- 戒烟
- 限制酒精摄入

健康膳食强调低脂低盐，多摄取蔬菜、水果、膳食纤维，减少热量的摄入。健康膳食可以降低血压，并且不亚于一些降压药物的疗效。这应该是植物基础的健康膳食，富含蔬菜和水果，并且包含全麦、全谷物、豆类、坚果、鱼类、瘦肉和低脂或脱脂奶制品。限制不利于健康的脂肪（饱和脂肪酸和反式脂肪酸）、钠和酒精的摄入量。（有关健康膳食的更多信息参见本书第 1 章。）

定期、有规律的运动对健康很重要，它可以降低血压。它还可以降低人们患高血压的风险，帮助管理、控制血压，并可以帮助降压药物更有效地发挥作用。争取每周进行 150 分钟的中等强度运动，75 分钟的剧烈运动或两者结合起来。如果想减肥或保持体重，可以争取每周进行 300 分钟的中等强度运动。除了定期进行有规律的运动外，尽量减少久坐的时间。坐得越久，健康风险就越大。（有关体力活动的更多信息请参见本书第 3 章。）

多年来，只要血压低于"高血压"的阈值，就会被认为是在可接受的水平（见 97 页图肾素 - 血管紧张素 - 醛固酮系统了解更多信息）。如今表明，当血压上升至临近阈值（被称为血压正常高值）时，患心脏病的风险就会增加。如果收缩压经常介于 120 和 129 mmHg 之间，即使舒张压保持在 80 mmHg 以下，也要采取预防措施。

体重与血压

体重与血压的变化往往是密切相关的。当体重增加时，血压也会升高。同样，当体重减轻时，血压通常会下降。只减重 10 ~ 20 磅（5 ~ 10 千克）就有助于降低血压并减小患心脏病的风险。减重还可提高胆固醇水平，并降低患心脏病、脑卒中、糖尿病和关节炎的风险。体重和血压之间有什么联系？当体重增加时，脂肪组织会大量增加，而这些组织需要血液中的营养物质。随着营养物质需求的增加，血液循环量也会随之增加。更多的血液通过动脉意味着动脉壁所承受的剪切应力更大。脂肪组织也是一个活跃的内分泌器官，可分泌对血管、肾脏和心脏有局部和全身作用的物质。当超重时，血压经常升高的另一个原因是额外的体重增加会导致胰岛素水平上升。胰岛素与水钠潴留有关，会增加血容量。此外，超重会加快心率，并降低血管运输血液的能力。两个因素都会导致血压升高。

找到自己健康的体重

如何才能知道自己的健康体重是多少呢？严格来讲，健康的体重意味着身体脂肪量与体重比例相适应。健康的体重可以降低患病风险，给人能量，有助于预防早衰，并提高生活质量。

美国心脏病学会（ACC）、美国肥胖协会（AOA）和美国心脏协会（AHA）制订的指南采用了三重标准来确定健康体重。该标准的组成部分如下。

- 体重指数（BMI）
- 腰围（WC）
- 肥胖相关疾病和状况的危险因素

下面的自我评估可以帮助人们确定能否从减肥中获益。这样做可以帮助控制血压并降低患有其他健康问题的风险。

体重指数（BMI）

体重指数是一个标准公式，通过纳入个人的体重和身高来判断身体脂肪百分比健康与否。除了如运动员一般的肌肉非常发达者，这个测量值与身体总脂肪含量密切相关。

要确定自己的体重指数，请在 125 页的表格中找到自己的身高，对应找到最接近自己身高的体重。然后就可以在这一列的顶部找到自己的体重指数。如果体重小于最接近自己身高的体重，那么体重指数就略低。如果体重大于最接近自己身高的体重，那么体重指数就略高。体重指数为 18.5 ~ 24.9 表示体重健康。体重指数为 25 ~ 29.9 表示超重，体重指数大于 30 则表示肥胖。如果体重指数大于 25，则表明患体重相关疾病，如高血压的风险会更高。对亚裔美国人而言，体重指数大于 23 意味着健康问题风险较高；而体重指数大于 27.5 则意味着风险更高。

腰围（WC）

与体重指数结合使用的腰围标准对评估健康体重也很重要。它能表明身体大部分脂肪所处部位。

脂肪分布可以用苹果形或梨形体形来描述（见 126 页图）。大部分脂肪分布在腰部或上身的人被称为苹果形体形。大部分脂肪分布在臀部、大腿或下半身的人被称为梨形体形。拥有梨形体形比苹果形好。苹果形体形的人脂肪都分布在腹部器官周围，这会增加患高血压、糖尿病、高胆固醇血症、代谢综合征、冠状动脉粥样硬化性心脏病、脑卒中和某些癌症的风险。梨形身材的人患上述疾病的风险不会太高。总之，腰围越大，健康风险就越大。为了确定腹部是否过胖，可测量自己的腰围。在裸露的腹部周围，刚好在髋骨上方围上卷尺，确保卷尺与地面平行，正好紧贴但并不压迫皮肤。放松，呼气，测量腰围。女性腰围超过 35 英寸（约 89

厘米）、男性腰围超过 40 英寸（约 102 厘米）表明健康风险增加。

与肥胖相关的疾病和状况的危险因素

光有数字还不够，重要的是要知道自己患与肥胖相关的疾病或状况的可能性有多大。考虑以下问题。

- 是否患有高血压、2 型糖尿病或关节炎等疾病，减肥后这些状况是否有所改善？
- 是否有与肥胖相关的疾病的家族史，例如，高血压、2 型糖尿病、高胆固醇血症、高甘油三酯血症或睡眠呼吸暂停综合征？
- 是否具有其他危险因素，例如，吸烟或缺乏运动？

可以把体重指数和腰围的测量结果作为当前健康状况的缩影。病史则有助于提供更完整的画面，可以揭示更多关于超重或与肥胖相关疾病的风险。

结果汇总

如果体重指数表明没有超重，而且腹部没有过胖，那么减肥可能对健康并没有好的影响。如果体重指数为 25 ~ 29.9，则可能会从减肥中获益，尤其是腰围超过了指南的健康标准，或者对至少 1 个疾病病史问题的回答是肯定

你的体重指数（BMI）是多少？

可以通过下表找到自己的身高和体重来确定自己的体重指数。体重指数为18.5～24.9 表示体重健康。体重指数小于 18.5 表示体重过轻。体重指数为 25～29.9表示超重。体重指数大于 30 则表示肥胖。

体重指数

体重指数	正常		超重					肥胖症				
	19	24	25	26	27	28	29	30	35	40	45	50
身高（英尺）	体重（磅）											
4′10″	91	115	119	124	129	134	138	143	167	191	215	239
4′11″	94	119	124	128	133	138	143	148	173	198	222	247
5′0″	97	123	128	133	138	143	148	153	179	204	230	255
5′1″	100	127	132	137	143	148	153	158	185	211	238	264
5′2″	104	131	136	142	147	153	158	164	191	218	246	273
5′3″	107	135	141	146	152	158	163	169	197	225	254	282
5′4″	110	140	145	151	157	163	169	174	204	232	262	291
5′5″	114	144	150	156	162	168	174	180	210	240	270	300
5′6″	118	148	155	161	167	173	179	186	216	247	278	309
5′7″	121	153	159	166	172	178	185	191	223	255	287	319
5′8″	125	158	164	171	177	184	190	197	230	262	295	328
5′9″	128	162	169	176	182	189	196	203	236	270	304	338
5′10″	132	167	174	181	188	195	202	209	243	278	313	348
5′11″	136	172	179	186	193	200	208	215	250	286	322	358
6′0″	140	177	184	191	199	206	213	221	258	294	331	368
6′1″	144	182	189	197	204	212	219	227	265	302	340	378
6′2″	148	186	194	202	210	218	225	233	272	311	350	389
6′3″	152	192	200	208	216	224	232	240	279	319	359	399
6′4″	156	197	205	213	221	230	238	246	287	328	369	410

来源：National Institutes of Health，1998

注：亚裔女性体重指数大于 23 意味着健康问题风险可能增加。1 英尺 ≈ 0.3 米，1 磅 ≈ 0.454 千克

的。下次就诊时请与医生讨论减肥方案。如果体重指数大于 30，减肥可能会改善健康状况，并可降低患肥胖相关疾病的风险。

减肥成功的关键方案

很多人都已减肥成功并保持体重不反弹，你也同样可以。虽然减肥看起来很艰巨但应该努力尝试。只要有一点儿减肥知识、积极的心态和良好的计划，就可以减肥成功。以下是一些可以帮助人们安全减肥并保持体重长久不反弹的指南。

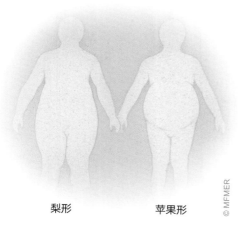

梨形　　　　　　苹果形

© MFMER

脂肪分布

做出承诺

减肥要求全天候、全身心投入。不要纠结于必须为了减肥放弃什么。相反，把注意力放在即将获得的东西上，包括改善健康状况和降低血压。

选择正确的时机减肥

时机很关键。当在经历人生中的一个艰难阶段或心烦意乱时，可能不太能够贯彻良好的减肥计划。明智的做法是在解决这些问题之前推迟计划，而不是就此取消减肥计划。

设定现实目标

健康减肥是缓慢而循序渐进的。每周减重不宜超过 2 磅（约 1 千克）。

采用新的行为方式

很可能人们已经养成了许多饮食习惯，除了这个因素，社会因素和情感因素常常会起到很大的作用。好消息是，习惯行为可以随着时间的推移而被遗忘。但放弃一种行为或采用一种新行为可能需要尝试 3 ~ 30 次才能成功。每个人都能遵循的神奇公式并不存在。人们需要发现对自己最有效的途径并遵循。

循序渐进

减肥的第一条原则是不要瘦得太

快，这不是比赛。采用一种全新的生活方式并不是一夜之间就能完成的。

不要节食

选择极低热量的膳食和特殊减肥食物组合不是长期控制体重的最佳方案。摄入少于 1200 千卡的热量，身体很难获得足够的营养，会导致体液和肌肉暂时流失，而不是永久的脂肪流失。

保持运动

节食本身有助于减肥，但运动才是保证长期减肥最重要的因素。运动能帮助人们减掉身体的脂肪，锻炼肌肉，强健骨骼，使减肥更容易维持。

保持减肥成果不反弹

不要让小挫折削弱减肥的决心。总有一天吃得比计划的要多，或者运动得比计划的要少。体重偶尔反弹是不可避免的。重要的是，不要将体重反弹作为放弃减肥的借口。一旦发生这种情况，可以重新考虑能做些什么把健康的行为归类到日常生活中，并坚持自己的减肥计划。

心动不如行动

人们可能想知道为什么采取措施预防高血压如此重要。为什么不等到高血压病情发展到出现症状体征后再予以治疗？也许可以通过更好的饮食和更多的活动进行治疗？事实上，有很多原因可以解释为什么最好现在就行动，而不是等到以后。一般来说，当人们试图改变自己的生活方式时，越年轻，成功的机会越大，保持体重健康的时间越长，患肥胖相关疾病的风险就越小。即便高血压治疗成功，心脏和动脉的改变也不会完全恢复到正常状态，所以最好采取预防措施防止损伤的发生。

总结

要点

+ 临床上高血压分为两种类型：原发性高血压和继发性高血压。原发性高血压的病因目前尚不明确。继发性高血压的病因则是由于或继发于另一种原发病，且有因可查。
+ 某些特定的遗传因素或生活方式因素会增加患高血压的风险。一般来说，这些危险因素越多，风险就越大。
+ 可以通过消除或减少某些可改变的危险因素来预防高血压。包括减肥，定期有规律的运动，采用低钠、低酒精的健康饮食法。
+ 如果血压属于正常高值，将其降至正常低值水平有助于保持健康并避免发生高血压、心血管疾病和其他疾病。

第 8 章

诊断高血压

不同于其他许多慢性疾病，高血压很少有明显的体征和症状。大多数高血压患者即使在血压长期不受控制的情况下看起来和感觉上仍然都很好。

大多数人是在例行体检时得知自己的血压过高。这就是为什么至少每两年检查一次血压是很重要的。否则，重要的器官（如心脏和肾脏）可能在没有意识到时就被高血压损坏。幸运的是，诊断高血压是相对简单的过程。它通常包括几周或几个月内医生进行的多次血压测量。这个过程能证实最初的血压计读数是一个暂时波动并可恢复正常，还是已经成为常规血压水平。

作为诊断过程的一部分，医生会询问患者的健康状况和家人的健康状况，安排患者做体格检查并接受一系列常规体检。采取这些步骤是为了确定患者是否已有器官因高血压而受损，这样做也可以防止其他健康问题的发展。体格检查和常规检查的结果对决定如何选择治疗疾病的最佳方法也很重要。

降低和控制高血压的两种方法是改变生活方式和药物治疗。是否需要药物治疗取决于高血压的严重程度、是否有患其他健康问题的风险以及是否有任何器官损伤。

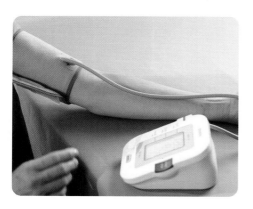

电子自动血压计监测仪。在家里可以使用电子血压计监测仪来检查自己的血压（有关电子血压计和如何使用它们的知识请参见本书第 11 章）

测量血压读数

测量血压操作简单、易学。通常采用电子自动血压计（包括电子自动血压计监测仪，见上图）测量血压并进行读数。这些电子自动血压计设备通过使袖带充气和放气，并感知动脉壁的振动来检测和测量收缩压和舒张压，然后血压计电子数字仪表上会出现血压测量值。为了使读数准确，袖带的充气部分需要至少覆盖上臂的 3/4。建议在家里自行监测血压（有关如何测量血压，以及电子自动血压计的有关建议请参见本书第 10 章）。

确诊高血压

在诊室中所测得的大于 120/80 mmHg 的血压读数被认为是正常高值，而大于 130/80 mmHg 的血压读数则可被诊断为高血压。但是单次血压读数通常不足以被诊断为高血压。血压一整天都在变化，最好在相似的情况下多测量几个读数。只有在读数非常高的情况下，例如，收缩压大于 180 mmHg 或舒张压大于 120 mmHg，才能基于单次测量结果做出高血压诊断。

一般来说，高血压的诊断是在至少两次就诊后做出的（其中每次就诊至少测量 2 次血压）。总而言之，至少要做 4 次血压测量。如果在家中按照标准建议测量的血压有几次升高也可能被诊断为高血压。如果在诊室或家里测量的平均值显示血压大于 130/80 mmHg，则被诊断为高血压。超过 60 岁可能需要更多次血压测量，因为随着年龄的增长，血压读数会发生变化的原因有很多，包括动脉粥样硬化（见下文"错误血压读数"）。

在准备进行血压测量时，请牢记以下提示以确保读数准确。

● 测量血压前至少 30 分钟内不要吸烟、

错误血压读数

有时，血压测量会产生过高的错误读数。这种情况最常发生在动脉受损并且血管已变得非常僵硬的高龄老人身上，这不同于下文所描述的白大衣高血压（见本章"疾病病史"）。尽管许多动脉硬化的人患有高血压，但其血压可能并未达到测量结果所显示的那么高。出现错误读数是因为硬化的动脉很难被充气袖带所挤压。测量血压时，充气袖带在被充气至极高压力之前袖带可能无法挤压上臂（肱动脉）。当充气袖带中的压力被释放时，动脉硬化会导致动脉释放速度比正常情况下的快，因此出现错误的血压读数。

医生经常能通过感觉患者的上臂来判断患者是否患有假性高血压。正常情况下，当血压袖带挤压肱动脉时，医生无法感觉到袖带下方上臂的动脉。然而，上臂硬化的动脉仍然保持开放，即使没有血液流过，也能感觉到。有这一状况的人会发现，电子血压计设备不能给出准确的血压读数。

暴饮暴食、饮用含咖啡因的饮料或饮酒，并确保膀胱已排空。这些因素会在一段时间内影响血压。

- 留出足够的时间就诊。四处奔波会造成压力，而这会导致血压暂时升高。
- 测量血压前，静坐 2 ~ 5 分钟，背部挺直，双脚平放在地板上。
- 测量血压时，不要说话。说话会使血压升高。有些诊室配有电子自动血压计设备，在患者独自一人、安静地坐着时，每隔几分钟为患者读取一次血压读数。

需要回答的关键问题

在患者初次得知自己可能患有高血压到实际确诊的过程中，医生可能会了解患者的病史，进行一次全面的体格检查，并让患者接受多种实验室检查。这 3 个组成部分可提供有关重要诊断问题的相关答案，如以下内容。

- 高血压是否已经损伤器官？
- 是原发性高血压还是继发性高血压？虽然继发性高血压并不常见，但重要的是，每个高血压患者都要考虑继发病因。有些病因是可以治疗的，可以降低血压。

- 是否具有会增加患心肌梗死或脑卒中概率的其他危险因素（如吸烟、超重、缺乏运动、高胆固醇血症及糖尿病）？

如果不清楚自己是高血压还是属于血压正常高值，以下这些评估可以帮助诊断并指导该状况的治疗方案。

病史

病史可能指向一个触发血压升高的特定因素或事件。这些病史也可以帮助医生评估患者发生其他健康状况的风险。

（1）在评估过程中，患者可能被问及以下问题。

- 先前血压读数。
- 心脏病、肾脏疾病、高胆固醇血症、糖尿病和睡眠呼吸暂停综合征（如打鼾、不安睡眠或日间嗜睡）病史。
- 高血压、心肌梗死、脑卒中、肾脏疾病、糖尿病、高胆固醇血症或早逝的家族史。
- 可能提示继发性高血压的体征和症状（如潮红、心率加快、畏热或不明原因的体重下降）。

（2）患者也可能被问到有关行为方式和生活习惯的问题。

- 酒精的摄入量
- 膳食营养和盐（钠）的摄入量
- 目前正在服用的药物和先前使用的降压药物
- 吸烟史
- 体重

白大衣高血压与隐匿性高血压

白大衣高血压（white coat hypertension，WCH）指有些患者在诊室测量血压时会焦虑不安，而导致测得的血压读数偏高。他们在其他时间和其他地方时却可测得正常血压值，但在医疗环境中测得的血压值却总是高血压读数。14%～38% 的高血压患者会出现这种情况。这可能是由于患者见到穿白大衣的医生后精神紧张，血液中产生过多儿茶酚胺，使心率加快，同时外周血管收缩，阻力增加，产生所谓的"白大衣效应"，从而导致血压读数偏高。隐匿性高血压（masked hypertension，MH）与白大衣高血压相反，指在医院或诊室时测得正常血压值，而患者在家中或工作时自测血压读数偏高。它的发生可能有多个原因。例如，诊室里平静、安静的环境可能比他们生活中所处的环境压力更小。

如果医生怀疑患者的高血压是白大衣高血压，患者可能需要在远离医疗环境之外时保持测量自己的血压。对于白大衣高血压和隐匿性高血压，医生会推荐患者佩戴一种便携式设备（24 小时动态血压监测仪），使患者在进行常规活动的 24 小时内定期测量自己的血压。无论是哪种状况，这些方法都能为患者提供更真实、更准确的血压评估。不建议使用商店和购物中心用于测量血压的电子自动血压计。这些设备不够精确，配备的袖带也并不适合所有人。此外，这些设备所位于的环境比较混乱，这可能会对血压读数产生巨大影响。

传统医学界认为，这些形式的高血压是无害的，且不需要予以治疗。事实上，许多具有这种状况的人随着时间的推移会发展成真性高血压。研究表明，隐匿性高血压会增加患脑卒中、肾脏疾病和心血管疾病死亡的风险。这两种状况都应仔细监测和治疗。医生会推荐患者调整生活方式和服用降压药物。

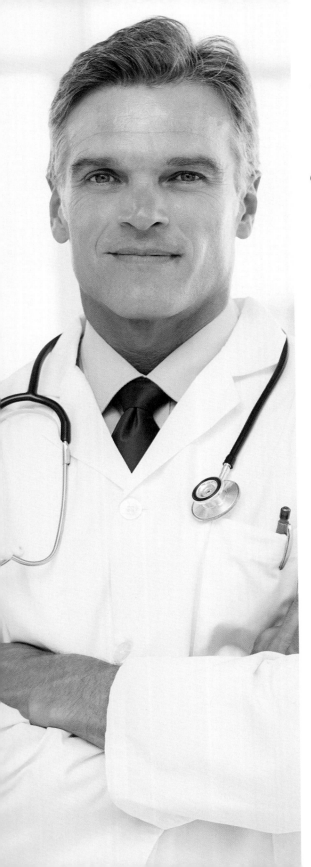

● 咖啡因的摄入量
● 运动量

　　告诉医生有关自己服用的所有药物（处方药和非处方药）以及非法药物、草药及膳食营养补充剂。一定要提到曾有过不良反应或不耐受的药物。有些药物会升高血压，而有些药物与降压药的反应不佳并会导致危险的相互作用。营养补充剂对健康的影响还需要更多的相关研究。这就是为什么列举一份自己服用的所有药物和补充剂的清单（包括药物名称和剂量）很重要。如果没有清单，请在下次前去问诊医生时带上原始药盒外包装（有关药物的更多信息请参见本书第 5 章）。

　　记住，血压在 24 小时内是不断发生变化的。饮食、运动量、情绪及其他因素等都会影响血压。在和医生考虑药物使用时必须将这些因素纳入考量。

全天候读数：24 小时动态血压监测仪

　　高血压有时很难予以诊断。如果医生不确定患者是否患有高血压，可以让患者佩戴一种特殊的设备：24 小时动态血压监测仪（见右图）。这种设备是一个可以一整天佩戴在身上的便携式血压计，它包括一个包裹在上臂的充气袖带和一个背在肩膀上并搭在腰际一侧的小的血压监测显示器，连接显示器和袖带的线路细管可以用胶带固定在皮肤上以防止扭结或断开连接。监测仪设定的程序是在 24 小时内，日间每 15 ~ 20 分钟测量一次血压，晚间睡眠时每 30 ~ 60 分钟测量一次血压。这是一种全自动电子设备。在选定的时间里，它会给血压袖带充气加压和放气减压，读取读数并存储信息。

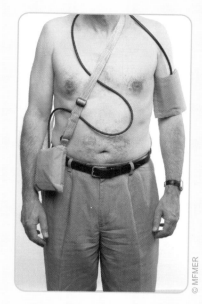

24 小时动态血压监测仪

　　出现白大衣高血压（血压读数只有在体检时才高于正常血压值）或隐匿性高血压（表现出高血压并发症，但在体检时血压读数却是正常血压值）的患者是 24 小时动态血压监测仪的适用人群。对于血压波动很大或对降压药物治疗没有反应的患者，动态监测仪也很有帮助。24 小时监测血压有助于预测由高血压所致的心脏病的风险。50 岁以下的成人，24 小时舒张压是决定心脏病风险最重要的因素。对 50 岁以上的成人而言，收缩压却是最重要的因素。24 小时动态监测血压也有助于检测如由睡眠呼吸暂停综合征所致的继发性高血压。佩戴动态血压监测仪时，记录下每天的活动及其对应时间、服药的次数、任何时段的压力、强烈的情绪及身体疼痛。通过比较日记条目和动态血压监测仪上对应的血压读数，医生会注意到血压改变恰好与某些事件或生活方式有关。

体格检查

医生会仔细检查患者的身体是否具有器官损伤的体征，以及是否存在可能导致血压升高的异常信号。医生在检查器官损伤体征时可能考虑的身体状况包括：视网膜血管狭窄或血管渗漏。视网膜血管损伤是一个明显的指标，表明身体其他部位的血管已经受到高血压的损伤（见下图）。这也可能表明患心脏病的风险增加。

心脏异常

心脏异常增大、心率异常以及心脏杂音都可能是心脏病的信号。

血液湍流

血管缩窄会引起血液湍流。这种湍流被称为杂音（bruit），最常发生在颈部的颈动脉和腹部的腹主动脉。

体位性低血压

一些降压药物的一个副作用是起立时晕厥或头晕（直立性低血压）。这也是糖尿病的并发症，在高龄老人中很常见，尤其是在餐后，不论他们是否患有糖尿病（有关更多信息请参见本书第6章）。

主动脉瘤

主动脉瘤通常在主动脉壁的薄弱部

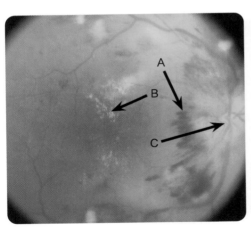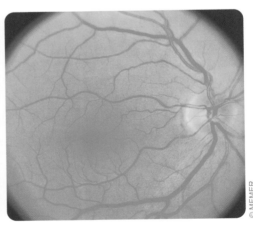

视网膜损伤。 如左图所示，视网膜中的血管可能由于高血压而破裂（A），导致出血和（渗出物）废物堆积集聚（B）。由渗漏和炎症共同导致组织肿胀（C），可能包括视神经乳头水肿。右图所示为健康的视网膜图像位形成（见下图）。在检查腹部时会感觉到腹胀。听诊器也可以通过虚弱的血管听取到血液脉搏搏动的声音。

脉搏减弱

腹股沟、小腿和脚踝处脉搏微弱可能是动脉损伤的信号。

脚踝血压降低

这可能是腿部血管狭窄或病变。

下肢肿胀

下肢和脚踝肿胀是心力衰竭或肾功能衰竭的常见体征。

肾脏或甲状腺肿大

如果这些器官中的任何一个增大，都表明可能患有另一种疾病所致的继发性高血压。

常规健康体检

高血压的常规评估通常包括以下内容。

体重

超重或肥胖可能导致血压升高。体重通常作为常规检查的一部分。医生通过计算体重指数（BMI）来确定患者的

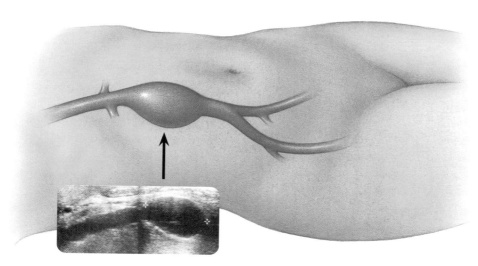

© MFMER

主动脉瘤。 主动脉瘤是主动脉壁（箭头）上的隆起部分，它可能破裂或形成血凝块。动脉瘤可以用超声（见插图）予以检测

体脂百分比，也可能通过测量腰围来判定腹部周围是否过胖（请参见本书第 7 章"找到自己健康的体重"）。

尿液分析

尿液中存在蛋白质或红细胞表明肾脏受损。尿液中有一种蛋白质叫作微量白蛋白（microalbuminuria），它是早期肾脏疾病的信号，也是可能导致心脏病的危险因素。此外，尿液可用于检测糖尿病。糖尿病会导致血压更难控制。

血液生化检测

通过测量血液中钠和钾的含量水平和肌酐（creatinine）水平，可以检查肾脏是否损伤。

其他常见的血液检测包括测量含胆固醇血脂（血脂谱值）水平。血液总胆固醇水平越高，高密度脂蛋白胆固醇（HDL-C）水平越低，则患心血管疾病和代谢综合征的风险就越大。高水平的低密度脂蛋白胆固醇（LDL-C）是心血管疾病的危险因素，它在动脉壁集聚堆积并使血管变得又硬又窄。血糖（葡萄糖）水平也可能被测量以检测糖尿病。

全血细胞计数

这项检测可以揭示白细胞和红细胞计数是否异常。它的目的是确保患者没有某些自己不知道的健康异常状况，如红细胞计数偏低，即贫血（anemia）。

心电图（ECG）

监测心脏电活动可以检查心律异常或损伤体征，如心脏增大或血液供应不足。心电图能记录心脏电活动的改变，还能显示出血钾水平的高低。

附加体检

如果体格检查和实验室常规检查结果均正常，就不必再接受附加检查。然而，如果有下列情况，就需要接受进一步检查。

- 血压过高（收缩压大于 180 mmHg 或舒张压大于 120 mmHg）
- 高血压突然发作或正常血压急剧升高
- 血钾水平低
- 血管杂音
- 肾脏问题
- 心脏问题
- 腹主动脉瘤指标
- 激素紊乱

如果动脉缩窄导致血流中断，则以下影像学检查可予确定该问题所处部位及其严重程度。

血管造影

在这个过程中，一种 X 光机高度可见的染料（血管造影剂）被注入血管。X 线能快速拍摄一系列图像（血管造影），揭示隐蔽或细微的动脉特征。

磁共振血管造影（MRA）

磁共振成像使用磁场和无线电波而非 X 线产生图像。该设备可以检测并存储由构成人体组织的原子发出的小能量信号，计算机程序则根据这些信息重建各个图像。

超声

这个程序使用高频声波来跟踪循环系统的功能。声波从内部结构反射回来并返回到传感器，传感器则将反射波转换成清晰的图像（见下图）。如果医生怀疑患者患有肾脏萎缩、腹主动脉瘤或肾上腺肿瘤，则可能包括以下其他附加体检检测。

磁共振成像（MRI）

这个程序基于与磁共振血管造影（MRA）相同的基本原理，但是磁共振成像提供的是器官而非血管的详细图像。

计算机断层扫描（CT）

CT 扫描产生的图像是由 X 线所产

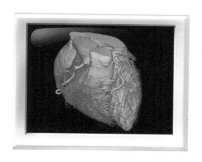

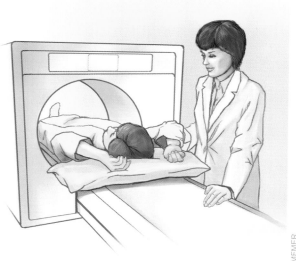

计算机断层扫描（CT）。 计算机断层扫描包括对心脏等器官进行多次、高度专业化的 X 线检查，在计算机程序的帮助下可以创建心脏和血管的高度详细图像

生的，但这种技术所提供的信息却要比普通 X 线多得多。这是因为这个机器包含一个旋转扫描仪，可以从身体的各个角度发射一系列光束，计算机则收集这些 X 线信号并将其处理成内部器官非常详细的三维图像（见 139 页图）。

放射性核素扫描成像

将放射性物质注入静脉后，核图像则拍摄并可显示出通过特定部位或器官的放射性物质。核扫描可用来监测血液流动，还可确定器官的大小和功能。

总结

要点

+ 许多因素会影响单次血压读数，包括饮食结构、运动量、饮品摄入量、压力水平、体态姿势和测量时间。
+ 高血压的诊断通常是基于多次读数显示持续高收缩压、高舒张压或两者皆高。
+ 便携式 24 小时动态血压监测仪可以用于记录一段时间内各个血压读数以检测血压异常情况。
+ 病史、体格检查和实验室检查通常是诊断高血压过程的一部分。

第 9 章

治疗高血压

治疗高血压应当根据自己的具体情况制订方案。这就是为什么对别人有效的治疗方法可能不适合你。医生需要考虑患者的病史、体格检查和常规实验室检查的结果，以确定最有效的、个性化的治疗方案。降低高血压有两种基本方法：改变不健康的生活方式和药物治疗。根据患者的健康状况和可能存在的导致高血压的危险因素，生活方式的改变包括减肥、积极参加体育锻炼、健康饮食、少摄入钠、戒烟、限制酒精的摄入和压力管理。有多种药物都被用来控制高血压，并不断有新的药物被研发出来。这些药物通过不同的途径来影响血压。不要把医生开具的处方药与其他任何患者分享，因为他们的药物可能与医生开具的处方药物并非同种类型。

最新指南

2017 年 11 月，ACC 和 AHA 发布了新版的预防、检测、评估、管理和治疗高血压指南（见 143 页图表）。新版指南是自 2003 年以来第一套全面综合的配套指南，其中降低了高血压的阈值标准。这一改变是为了给予发生在更低血压值的并发症更早干预。

血压正常高值和高血压的治疗取决于多个因素，包括收缩压和舒张压，以及是否患有心脏病，这些因素会增加患者患心肌梗死和脑卒中的风险。虽然治疗目标都是降低血压，但危险因素的数量将决定血压治疗的力度。这是因为所具有的危险因素越多，出现并发症（如心肌梗死和脑卒中）的风险就越大。特别要注意处理那些可逆转的危险因素，例如，吸烟、高胆固醇血症和糖尿病。2017 年的指南建议，有心脏病、脑卒中、肾脏疾病或糖尿病病史的患者应将血压降至 130/80 mmHg 以下。如果没有这些疾病，则稍微高一点儿的读数可能也无大碍。如果仅改变生活方式不能将血压降低至正常水平，就应该考虑药物治疗。血压处于高血压 2 期的范围内（收缩压大于 140 mmHg 或舒张压大于 90 mmHg），或具有其他心血管危险因素的患者，医生会推荐马上使用药物治疗。这里最重要的是与医疗保健护理团队合作，制订适合自己具体情况的个性化治疗计划。对于达到最佳健康状态的最佳血压目标有很多不同观点，尤其是对于高龄老人和那些患有肾脏疾病或糖尿病的人。通过与医疗保健护理团队合作，制订的血压目标应考虑以下方面。

- 整体健康状况
- 患心脏病、脑卒中和肾脏疾病的风险
- 患有的任何其他医学疾病
- 正在服用的处方药和非处方药
- 性别和种族

总而言之，患者和医疗保健护理团队可以共同决定患者的治疗目标和应该采取的药物治疗，这些都将使患者适应自己的生活方式，提供给患者良好的生活质量，并可帮助患者降低患心脏病、脑卒中和其他高血压不良后果的风险。

血压正常高值

如果收缩压（左侧数字）为 120 ~ 129 mmHg，舒张压（右侧数字）小于 80 mmHg，则血压属于正常高值。血压属于正常高值意味着出现高血压和心血管并发症的风险较高。生活方式的改变（如采用更健康的饮食结构，适当运动）能降低血压。

高血压 1 期

收缩压（左侧数字）为 130 ~ 139 mmHg，或者舒张压（右侧数字）为 80 ~ 89 mmHg，属于高血压 1 期。

改变生活方式是高血压 1 期一线治疗的一部分。可能还需要药物治疗来控制血压。ACEI、ARB、钙通道阻滞剂和噻嗪类利尿剂都是常见的药物，适用于患糖尿病的患者，但黑人除外。对黑人来说，包括那些患糖尿病的黑人患者，应使用钙通道阻滞剂或噻嗪类利尿剂作为初始治疗药物。ACEI 或 ARB 有时会被推荐给患慢性肾脏疾病的患者，以帮助其改善肾功能。

治疗高血压指南

高血压患者的血压目标	
患有心血管疾病或存在其他危险因素的成人	小于 130/80 mmHg
并发症风险较低的健康成人	小于 130/80 mmHg 是合理的

有助于治疗高血压的习惯	未加治疗或治疗较差的高血压对身体的风险
<ul><li>健康饮食，包括限制钠的摄入量</li><li>定期进行有规律的体育锻炼</li><li>达到并保持健康体重</li><li>管理压力</li><li>避免吸烟</li><li>饮酒的人要限制酒精的摄入量</li></ul>	<ul><li>心脏和冠状动脉损伤</li><li>脑卒中</li><li>肾功能损伤</li><li>视力丧失</li><li>勃起功能障碍</li><li>失忆症</li><li>肺部积液</li><li>心绞痛</li><li>外周动脉疾病</li></ul>

来源：Whelten PK，et al. 2017 Guideline for the Prevention，Detection，Evaluation，and Management of High Blood Pressure in Adults.

高血压 2 期

收缩压大于 140 mmHg 或舒张压大于 90 mmHg，属于高血压 2 期。高血压 2 期的患者患心肌梗死、脑卒中或其他高血压相关问题的风险最大。两种降压药物结合联合生活方式的改变通常被推荐用于高血压 2 期的治疗。用于治疗高血压 2 期的药物可能包括噻嗪类利尿剂联合 ACEI、ARB 或钙通道阻滞剂（了解更多关于治疗高血压的药物请参见第 5 章）。

有关高血压治疗的研究进展喜忧参半

自 1972 年美国国家心肺血液研究所开始了一项强化教育运动以来，人们对高血压的认识、治疗和控制方面的改进普遍提高。因此，由高血压所致的死亡和残疾人数大大减少。这被认为是 20 世纪最大的公共卫生成就之一。脑卒中的死亡率持续下降，心脏病的死亡率也有所下降。

20 世纪 90 年代初期，这些研究的进展却放缓了。原因目前尚不清楚。肥胖和缺乏运动可能是重要因素。被认为超重或肥胖的成年人的数量持续增加。美国卫生部长的一份报告显示，18 岁以上的成年人中仅有 20% 达到了美国有氧运动和力量训练的体力活动指南的标准。

另一个重要因素可能是骄傲自满情绪。血压正常高值也常常被医生们和患者所忽视，认为血压"几乎"已被控制，因此无须太过担忧。虽然一般血压目标有所改变了，但这并不意味着达到这些目标就不重要了。如果患者的血压高于推荐血压目标值，则应和医生讨论治疗方案。如果患者已经降低了血压，但还仍没有达到血压目标，则应向医疗保健护理团队咨询为什么会这样以及如何制订可以达到血压目标的个性化计划。也有好的消息。从一篇文章中收集的数据以及来自管理护理医疗组织和退伍军人事务部提供的患者护理数据显示，高血压患者的情况有了积极的改善。在一项退伍军人事物研究中，高血压的控制率在十年内从 43% 提高到近 77%。在所有年龄段和种族的男性和女性人群中都可以看到这些进步。

精细化管理高血压的治疗目标

治疗计划包括具体的降压目标，除了血压水平和不健康的行为之外，还应考虑其他因素。例如，在讨论降压目标和治疗时，医生也会考虑患者的整体健康状况以及是否存在其他疾病和状况。

常见的误解

许多服用降压药物的人认为改变生活方式并没有那么重要，因为药物足以解决问题。但事实并非如此。有时，药物只能降低血压至一定水平。而这个水平可能不足以达到目标血压水平。除了服药外，改变生活方式可以帮助患者达到目标血压。

如果能通过药物达到目标血压，那么改变生活方式有助于减少服用的药物剂量。药物服用剂量的减少意味着降压成本的降低。如果正在服用的药物使患者经历了令人困扰的副作用，则可告诉医生减少剂量以减少其副作用。有一些已改变生活方式的人已经能够完全停止服药。

最后，改变生活方式对每个高血压患者都很重要，因为它们有助于降低患脑卒中、心肌梗死、心力衰竭、肾功能衰竭和老年痴呆症的风险。实现目标血压通常需要全身心参与。定期与医生会面以评估进展并调整治疗计划。尽早达到目标血压可以降低心血管疾病发生的风险，立即开始执行降压计划。

做一个积极的合作伙伴

即使患有高血压也能保持健康长寿。但要做到这一点，必须认识到高血压是一种严重的疾病。幸运的是，这也是一种可以控制的疾病。被诊断为高血压或被认为具有较高风险患高血压的人，医生会要求他们对生活方式做出根本性的改变。这就使患者成为了自己医疗保健的积极参与者。要认识到治疗高血压需要团队合作共同努力。不能完全只靠自己一个人来降低血压，也不能只依靠医生的治疗。所有人，包括家人和朋友的努力和支持，才可以帮助患者实现目标。

如何改变生活方式？

调整自己的饮食结构、开始运动、减轻压力、戒烟和限制酒精的摄入量同时进行可能会让人不堪重负。以下是可以指导人们做出决策并持续执行的一般原则。

首先，保证自己的目标切实可行。如果把期望设定得太高，或者定一个不可能实现的目标，那么注定会失败。例如，不要期望一开始慢跑就能跑 5 英里（约 8 千米）。

第二，不要试图改变得太快。这不是比赛。努力发展一种新的生活方式，摆脱自己可能已经遵循多年的习惯不是一夜之间就会发生的事情。

第三，享受生活方式的改变并从中找到满足感是很重要的。如果不喜欢自己正在做的事情，就不大可能坚持该计划。

第四，偶尔的反弹是不可避免的。例如，旅行或工作任务会导致自己寝食难安并且缺乏运动。当这种情况发生时，不要气馁，要努力使自己的计划回到正轨。

第五，持续关注自己的健康。提醒自己保持健康能让人精力充沛、强壮、活跃，并获得最佳的生活。

总结

要点

+ 高血压的治疗取决于高血压的分期、器官损伤、心血管危险因素以及是否存在糖尿病、肾脏疾病或其他疾病。
+ 即使正在服用降压药物，生活方式的改变也是控制高血压的关键。
+ 与医疗保健护理团队合作以确定自己的目标血压并共同努力实现这一目标非常重要。

第 10 章
与高血压和平共处

高血压并非是一种治疗后就可以忽略的疾病，而是一种需要终身管理的疾病。这听起来可能很困难，因为高血压患者通常感觉不到或看不到有什么不对劲。许多疾病，如关节炎或过敏，患者所感受到的症状会促使他们去治疗该疾病，患有关节炎的关节剧烈疼痛和僵硬，或者过敏发作时的喷嚏和眼睛发痒，使患者有内在动力去治疗该疾病，希望那些令人困扰的体征和症状消失。缺乏症状是高血压患者经常不采取适当措施治疗的众多原因之一，这也是只有大约半数美国高血压患者的病情得到控制的部分原因，许多人并不担心，尽管医生给予了他们很好的建议，但直到发生器官损伤和严重并发症之前，他们还在继续享受他们的日常生活，他们坚持认为，是否执行他们的治疗方案似乎并无区别。这就是为什么高血压常被称为"沉默杀手"。参与自己的健康护理和管理血压，在家里测量血压，正确服药，健康均衡膳食营养，定期有规律的体育锻炼，定期去看医生都是必不可少的关键因素。高血压患者的这些努力可以大大增加他们更长寿和拥有更健康生活的机会。

管理压力

过着紧张的生活的人容易患高血压，人们普遍持有的这种观点并不完全正确。有很多人具有较高的压力但血压正常，就像生活悠闲的人反而会患高血压一样。然而，Mayo Clinic 的一项研究发现，压力大的人更容易患高血压。确实，当人们焦虑不安或是面临一个紧

你的其他行为方式如何?

1. 你是否抽香烟、雪茄或烟斗，或使用鼻烟或咀嚼烟草?
   - ❶ 是
   - ❷ 极少
   - ❸ 否

2. 你是否过量饮酒?［对≥65岁的男性和所有女性而言，适量为每天1杯（25毫升），对于小于65岁的男性，适量则为每天2杯（50毫升）。］
   - ❶ 是或经常
   - ❷ 有时
   - ❸ 从不或很少

3. 你有无问诊健康护理专业人士并被安排定期做检查?
   - ❶ 否
   - ❷ 有时
   - ❸ 是

4. 你是否夜间多次醒来或睡觉打鼾?
   - ❶ 经常
   - ❷ 偶尔
   - ❸ 从不或很少

5. 你是否经常在日间感到困倦并且因为很疲劳而无法正常工作生活?
   - ❶ 经常

   - ❷ 偶尔
   - ❸ 从不或很少

6. 你如何评价自己处理日常压力的能力?
   - ❶ 弱
   - ❷ 一般
   - ❸ 强

7. 你对周围正在发生的事情感到孤独、抑郁或悲观的频率是多少?
   - ❶ 经常或总是
   - ❷ 偶尔
   - ❸ 从不或很少

» 你的得分是多少?

答案选项的左侧是分值，分别表示1、2和3分。把得分加总计算总分。

A. 如果你的总分是18~21分，恭喜你! 你做出了明智的决策。

B. 如果你的分数是13~17分，你就处在正确的轨道上，但还有改进的空间。

C. 如果你的分数是7~12分，你的行为可能危及你的健康。你应该尝试做出改变。

迫的截止日期时，血压可能升高。然后当放松时，血压又会恢复正常。但是慢性压力，且在不是暂时的情况下，可能导致或加重高血压。研究结果表明，通常与压力有关的人格特征——性格急躁或充满敌意的人更容易出现高血压。在一项为期 10 年，针对近 4000 名美国人的全国性研究中，对应激源反应过度、有焦虑和回避行为等负面情绪的人更有可能患高血压。高血压患者通过减轻压力不会完全降低血压，但出于其他原因，管理压力是十分重要的。

更好的长期控制高血压。即使是压力所致的血压暂时升高也会使高血压更难控制。所面临的压力越小，就越有可能控制高血压。

更积极的态度面对高血压。压力会削弱人们控制血压的决心和动力。当更放松、更快乐时，积极参加体育锻炼、健康均衡膳食营养、减重和限制酒精摄入更容易。

有很多途径和方法可以控制压力。通过尝试不同的方法和技巧，找到适合自己的生活方式和日常生活的压力管理策略。

什么是压力？

你可以把压力当作一种调味品。太少的调味品会使饭菜变得平淡无味，太多会混淆味道或使食物难以下咽。当使用正确的用量，调味品可以提供令人难忘的就餐体验。压力对身体的健康和幸福也具有同样的作用。人们需要一些压力来作为动力，保证生活富有情趣性和挑战性，但是太多压力会让人们不知所措甚至不堪重负。问题的关键是找到压力的正确平衡点。

积极的压力与消极的压力

压力是日常生活中的一部分，当人们在处理需求时，会感到某种程度的情绪或身体压力来挑战自己的应对能力。重要的不是压力本身（应激源），而是如何应对处理压力。

积极的压力。积极的压力可以带来兴奋、机会、执行力和成就感。在这种情况下，人们会感到自信并获得动力。积极的压力常常促使运动员在竞技体育中超常发挥。其他积极的压力可能包括结婚、金榜题名、开启一份新的工作和经历孕育生命的过程。

消极的压力。消极的压力会让人们

感到失去掌控或不知所措。人们可能很难集中注意力在手头的工作，或感到孤立无援和被别人针对、刁难。家庭关系、经济问题、工作繁忙和亚健康状况是消极的压力的常见来源。当面对持续不断的压力并且没有缓解或放松时，压力就会变得消极。生理上，身体倾向于以同样的方式应对和处理任何压力挑战。人们对压力挑战的看法决定了压力对人们是积极的还是消极的。这就是压力高度个性化的原因。对一个人而言有压力的事情，对另一个人而言未必有压力。有些人通常能够很好地应对困难或紧张的情况，而另一些人在压力下则可能崩溃。由于许多级联效应（多米诺骨牌效应，正反馈而非负反馈），一个在前一周可以很好的处理压力的人可能在接下来的一周里无法处理类似的压力。

应激反应

工作忙碌、路遇堵车、与配偶争论这些激烈紧张的情况会使身体做出如面临威胁一样的反应。压力反应，通常被称为战斗或逃跑反应，使身体"高速运转"，它可以提供能量、速度和专注力来满足直面挑战（战斗）或寻找退路（逃跑）。战斗或逃跑的反应可能发生在任何被认为（哪怕甚至判断失误）是危险的境地中。为了回应所认为的威胁感知，激素（其中包括肾上腺素和皮质醇，它们会使心率加快、血压升高）激增会让身体进入超速运转状态。其他改变也会发生，呼吸加快、血糖升高，更多血液和养分被输送到大脑和大肌肉群，神经系统也快速启动，瞳孔扩大以增强视觉，面部肌肉紧张令人看起来更具威胁性，出汗使人们浑身凉爽。压力过大也会改变人们的行为。可能会使人变得很容易消极气馁、激惹易怒、愤世嫉俗、乖戾情绪化甚至孤僻内向。所有这些感觉都会影响人们的思维和行动。然而，这些改变有时很容易被忽略掉，因为它们是逐渐发展的。躯体上的压力体征和症状却并不容易被忽视。它们可能包括头痛、胃部不适、失眠、疲劳和反复生病。人们可能恢复下意识的紧张习惯（如咬指甲或抽烟）。

压力与血压

在高度紧张时期释放的激素（肾上腺素和皮质醇）会使血管收缩、心率加快从而升高血压。血压升高幅度会因应激源紧张程度以及身体如何应对处理挑战而有所改变。对一些人来说，压力只会引起轻微的血压升高，对其他人而言，压力却可能使血压大幅升高。压力对身体的影响通常只是暂时的。然而，如果经常体验高水平压力，随着时间的推移，这些升高的压力会逐渐损伤动

压力的警告信号有哪些？

以下是一些最常见的压力体征和症状。

+ 经常感到压力过大、不堪重负
+ 因愤怒、沮丧或焦虑而不知所措
+ 经常头痛、背痛或感冒
+ 失眠或其他睡眠障碍
+ 酒精摄入量或药物使用量增加
+ 悲伤、绝望或抑郁
+ 幽默感消失殆尽
+ 对日常活动失去兴趣
+ 阶段性哭泣或其他情绪爆发
+ 对健康和外表不再关注

　　没有表现出任何这些体征和症状并不意味着没有承受压力，你可能没有意识到这些体征和症状，或者正在服用的药物已经掩盖了它们。

脉、心脏、大脑、肾脏和眼睛。直到病情表现为持续性高血压之前，压力的这种持续累积效应往往不会被识别。

缓解压力

　　压力可能有很多方面的来源，包括人际关系、工作、家庭等。为了在压力大的时期持续保持健康的状态，这里有一些可以帮助你的方法。

正念疗法

　　正念疗法是一种每时每刻强烈地意识到自己正在感知和感受的内容且无须做出解释或判断的行动。正念疗法包括时刻意识到自己所处的位置和所做的行动。例如，在工作中意味着可以专注于眼前的工作项目；和朋友一起散步时具有能够真正专注于周围环境和交谈内容的能力。正念疗法包括正念减压疗法、正念认知疗法和正念行为疗法。

研究人员发现，人可以训练自己的大脑，使自己变得更加专注。正念疗法需要练习。正念减压疗法（MBSR）训练已经成为一种公认的，可以帮助人们学会避免注意力分散、聚焦眼前工作任务和提高注意力的方法。正念减压疗法通常包括呼吸练习、拉伸练习和意识运动训练。在一天中找一些时间用来练习提高自己的注意力，例如，通过聚焦感官注意到餐桌上每道菜的色泽、味道和口感来专心致志地享用一顿晚餐，或者试着专注于自己的呼吸，注意到吸气时空气的清爽和呼气时空气的温暖，还有是否能够感觉到每次呼吸时胸部的起伏？当只是简单地花时间去关注时，你就会惊讶于所注意到的内容。当越来越了解自己时，你可能变得更加热爱自己周围的事物，因为它们只会带来安慰而非压力。

正念运动或瑜伽

正念运动或瑜伽的标志性特征包括呼吸结构化、运动受控、精神集中，这使它听起来像是压力过大和注意力分散的完美解药，科学也证实、支持这一做法。许多研究发现，在开始瑜伽课程后，人们感觉压力更小，注意力更集中，甚至变得更加乐观。事实上，人们发现瑜伽对压力巨大的人非常有益。

适时感恩

每天计数自己所拥有的幸福可显著增加幸福感和促进身体健康。除了帮助睡眠，感恩还可以提高免疫力，降低患疾病的风险并减轻缓解压力。

以下是一些入门的感恩技巧。

每日撰写感恩日记。坚持每天记日记或撰写备忘录。它们可以是一个孩子做的趣事，也可以是杂货店遇到的陌生人做出的友好的事。任何积极的想法或行动都值得纪念，不以善小而不为，不以恶小而为之。

使用感恩主题的名言警句。任何一个新习惯都需要列入日程表，而且使用感恩主题的格言警句是一个很好的方法。把使人快乐的事物或人物照片摆在面前。在冰箱或电脑旁边贴上积极语录或鼓舞人心的名言警句以增强感恩之情。

记录感恩轶事、装满感恩罐子。准备一个空罐子、一本便笺和一支笔放在家里一个触手可及的地方备用。每天在一张便笺纸上写下一件感恩的事情并把它扔进罐子。鼓励家庭成员也一起这样做。在吃晚饭时或当家庭聚会时，从罐子里拿出一些便笺并享受阅读彼此感恩

压力与你的健康

压力被认为会在几种疾病中发挥作用。当心率增加时，患胸痛（心绞痛）和心律失常的风险更大。与压力相关的心率和血压飙升也会触发心肌梗死、心肌损伤或冠状动脉疾病。当处在压力之下时，所释放的血纤维蛋白原也会增加患血栓的风险。荷尔蒙（皮质醇）在压力下被释放并可能抑制免疫系统的功能。有证据表明，这种抑制可能使人们更容易感染传染病，如上呼吸道病毒（感冒或流感）。压力还可能触发头痛并可能加重哮喘和肠道问题。压力也可能阻碍伤口愈合。意识到压力与健康之间的联系，以此为动力，找到有效管理压力的途径和方法。

想法的乐趣。这样做的目的是让思想从偶尔感恩转变为"第二天性"。

冥想

冥想的目的是提高对当前时刻的认识并可帮助人们培养温柔待己和自我肯定的态度。定期、有规律的冥想已经被证明能以一种好的方式改善大脑状态。

冥想时，把注意力集中在呼吸或者重复一个单词、句子或字母音标上，以清除头脑中分散注意力的杂念。大多数类型的冥想需要 4 个要素：安静的地方，舒适的姿势，集中注意力，开放的态度；其中杂念来来去去而人们只是轻轻地把注意力重新带到焦点上。

冥想具有放松躯体和平衡心理的效果。它已被证明会影响身体的应激反应。一项研究表明，冥想者大脑中专门用来调节情绪的区域明显更大。换句话说，在一个充满干扰和不愉快的世界里，冥想可以帮助人们保持更积极和更专注的心态。

意象导引疗法

意象导引疗法也被称为可视化导引疗法，这种放松的方法依赖于用思维的"眼睛"所看到的回忆或图像。所有的感官都在感知、体验一种平静的环境，仿佛真的身处那里，想象那里的一切声音、气味、颜色和触觉。大脑从这些图像中收到的信息可以帮助身体舒缓、放松。

如何能够在压力巨大的情形下保持镇静、冷静地控制紧张局面？

当试图管理压力、寻求解决方案时，请考虑以下 4 个方法。

回避（Avoid）。很多不必要的压力是可以避免的。不喜欢路上堵车就早点出发去上班，讨厌午餐在咖啡店排队候餐就自己准备便当，并且和厌烦的人保持一定的距离。

改变（Alter）。试着改变自己的处境以使事情有更好的发展方向。礼貌地和别人谈论他们的行为，并愿意在必要时改变自己的行为。更好地管理自己的时间。

适应（Adapt）。改变自己的标准或期望是应对压力的最好方法之一。以全新的视角看待自己的处境。多考虑生活中的积极因素，少考虑消极因素。关注大局。

接受（Accept）。如果别无选择，只能接受现实，那么就试着原谅和微笑。试着与朋友交谈，从错误中吸取教训，并对生活中的积极事物心存感激。

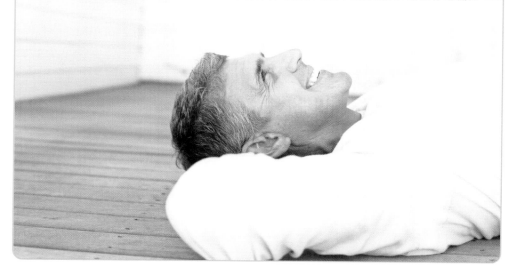

放松性腹式呼吸训练法

　　压力通常会导致人们采取胸式呼吸，得以维持应激反应的其他方面（如心率加快和出汗）。采取腹式呼吸才是正确的呼吸。横膈膜采取缓慢腹式呼吸是一种强大而简单的血压控制策略。另外，这能使人放松。深呼吸作用于大脑，可降低中枢血压。如果能制止浅呼吸并放松，急性应激压力的影响就会减少（请参见下文"放松性腹式呼吸训练法"）。

　　雷帕特降压仪（RESPERATE）是FDA唯一批准的非药物高血压治疗仪，它可以通过指导患者进行"有效深呼吸训练"来达到降压效果。该设备包括一个佩戴在胸前的呼吸传感器、一个连接它的便携式CD播放器和耳麦。呼吸传感器可以自动分析出患者的呼吸方式，并据此发出不同的悦耳旋律指导吸气与呼气。沉浸在耳麦中的声音里，患者很容易将自己的呼吸和这种声音融合在一起。通过逐步延长呼气，能逐渐降低自己的呼吸节律，如果与旋律同步，可以

放慢呼吸速度，最后能够使呼吸节律降低到每分钟10次以下。在几分钟内，小血管周围的肌肉就会变得松弛，血液流动就会变得更加容易，血压也会逐渐下降。

　　为了使收缩压长期降低，患者需要每天使用雷帕特降压仪约15分钟，每周都使用几天。如果停止"有效深呼吸

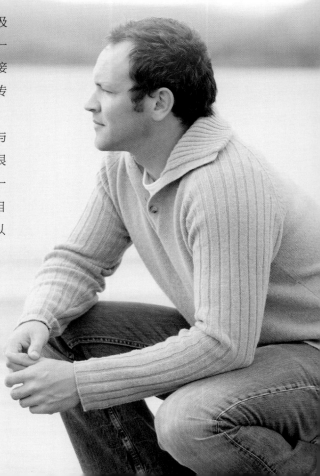

训练"，收缩压会再次升高。关于雷帕特降压仪的最新研究并没有明确证据表明其具有长期收益，但当高血压伴随焦虑或高血压的标准治疗方法不耐受时，可以考虑使用雷帕特降压仪。

肌肉紧张训练

不断增加的紧张程度和压力会导致肌肉紧绷，尤其是肩部和颈部。为了缓解紧绷感，可以尝试旋转、活动肩部并向耳朵的方向抬起，然后放松肩部和颈部。为了进一步减少颈部紧张，可以尝试头部轻轻地顺时针旋转一圈，然后逆时针旋转一圈。为了缓解背部和躯干紧张，可以尝试向天花板伸出双手然后侧弯，轻柔拉伸躯干。对于双脚和腿部的紧绷，则可用双脚在空中画圆圈的同时屈伸双脚的脚趾来解决。

渐进式肌肉放松训练有助于减轻与高血压和头痛等疾病相关的紧张、焦虑和压力。从双脚开始，沿着身体向上逐步活动到头部和颈部，收缩每个肌肉群至少 5 秒，然后放松该肌肉群最多 30秒。重复收缩该肌肉群，然后移动到下一个肌肉群，重复上述训练过程。

改变自己的态度

研究表明，乐观的态度有助于更好

地应对和处理应激状况，并减少压力对身体的影响。悲观的情绪会让人很难应对哪怕是很小的应激源。

改变想法

流过大脑的源源不断的想法可能是积极的也可能是消极的。可以通过学习如何改变消极想法和实践积极想法来减轻压力。例如，不要告诉自己"我永远也不应该犯错误，因为那会使我看起来很愚蠢"，试着想想"人非圣贤孰能无过""吃一堑长一智"。这种方法可以让你的观点更加现实，增强自信。

控制自己的愤怒

每天的挫败、懊恼会使人暴躁、崩溃。但是，即使只是轻微的激惹或是持续不断地强压怒火后情绪就会被唤起，则需要努力控制自己的愤怒。失控的愤怒具有毁灭性，会导致人际关系、身体健康和生活享受等方面出现问题。如何控制愤怒？在说出会令自己后悔的话之前要仔细考虑。在做出反应之前数到10，或者在情况允许时离开当前的环境。想办法保持冷静。当准备好后，用一种可控、适当和尊重他人的态度和方式来表达自己的愤怒，这样就不会感到焦虑了，还能避免他人怀恨在心。

幽默感是一种天然的"兴奋剂"和"润滑剂",它不仅能减轻精神负担,缓解压力,还能诱发身体的生理反应。当人们笑的时候,心脏、肺和肌肉都会感受到这种良性刺激。笑还会在大脑中释放一种可以缓解疼痛和增强幸福感的安多芬(一种化学物质,又称内啡肽,堪称脑内吗啡)。用幽默感来积极应对挫折,则更有可能采取积极的方法处理压力。

安排担忧计划单列

留出时间来解决问题有助于防止忧虑在内心积聚,或者让人难以入睡。每天花点时间来找出导致压力的问题,并评估在解决这些问题上的进展。如果一个烦恼在担忧计划单列时间之外突然出现,则把它写下来,以后再去担忧它。在担忧计划单列时间之后,计划一项积极的活动。

改变自己的生活方式

对日常生活做出有利于健康的改变有助于减轻压力。另外,健康的生活方式有利于整体健康。

吃得更好。压力与暴饮暴食是密切相关的。很多人在处理难题或情绪低落

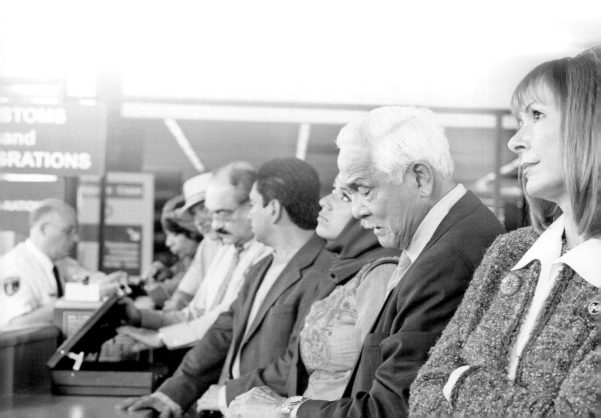

时，倾向于选择高热量、高脂肪的食物来寻找安慰。如果这种饱餐一顿的冲动来袭，试着给朋友打个电话或通过出去散步来分散自己的注意力。当思想被某种积极的事物所占据时，这种贪吃的冲动就会很快消失。健康的饮食方式包括各种各样味美又健康的食物，多吃那些富含低热量营养物质且富含抗氧化剂、膳食纤维和其他抗疾病物质并有助于保持身体系统处于良好工作状态的蔬菜、水果和全麦或全谷物食品。

多运动。 每天在已经做到的活动的基础上，增加至少 10 分钟的中等强度体育锻炼。仅增加这些锻炼就会产生不一样的效果。每周仅参加 60~90 分钟的体育锻炼就可以使患心脏病的风险减少一半。相对于相当小的投入而言，这有很大的益处。它并不需要太复杂。只是简单走走楼梯、散散步，让自己动起来。当变得更加活跃时，可以努力增加每日的体育锻炼总量。

充足的睡眠。 研究表明，睡眠质量差的人更容易患高血压。睡眠质量差包括慢性失眠、睡眠时间缩短和睡眠中断。睡眠呼吸暂停综合征可导致和加重高血压（有关睡眠呼吸暂停综合征的更多信息请参见本书第 11 章）。当从舒适的睡眠中苏醒过来，就能更好地管理

扑面而来的应激源。每天保证按时入睡和醒来有助于睡得更香。放慢晚间活动节奏以创建平静舒缓的环境。养成睡前的好习惯有助于酣然入睡。

组织管理活动任务。 准备一份每周活动书面时间表，突出重点任务。有序的组织有助于减少时间冲突、避免错过预约和截止日期。把重要的任务，尤其是那些看起来难度最高的任务安排在整体感觉最佳的时候。

简化日程安排。 试着采用更轻松的工作日程。评估一下自己的时间投入承诺，如果拒绝了明知无法处理的工作任务、个人需求或社交邀请，不要感到内疚自责或难辞其咎。可以寻求他人帮助或委派给别人。

缓解工作相关的压力。 工作中的挫折是压力的主要来源。为了缓解忧虑和失望，投入精力高质量地完成工作，但不要苛求完美。尊重他人，并愿意解决与同事的冲突。确定自己的长期职业目标所需要的技能并制订一份培养这些技能的计划。

财政预存有备无患。 尽量把每份薪水的一部分存入银行储蓄账户或投入低风险理财项目。在银行拥有储备资金是

放松性腹式呼吸训练法

这个训练可以帮助练习放松性腹式呼吸。

a. 穿腰部宽松的舒适的衣服。可以仰卧或坐在椅子上。

b. 平躺，双脚略微分开，一只手放在腹部，另一只手放在胸部。如果采取坐姿，双脚平放在地板上，放松肩膀，双手放在大腿部或身侧。

c. 尽量用鼻子吸气，因为这样可以过滤和加热空气。用嘴呼气。

d. 集中注意力在吸气上，保持几秒，然后轻轻呼出肺里的大部分空气。

e. 吸气，慢慢数到 4，大约每个数停留 1 秒。当吸气时，小腹丹田稍微抬高约 2.5 厘米左右。手部可以感觉到该运动。

f. 吸气时，想象空气流入身体的各个部位，并提供清洁干净和活力充沛的氧气。

g. 呼气时暂停 1 秒。然后慢慢呼气，数到 4。当横膈膜放松时，会感觉到腹部慢慢下降。想象肌肉逐渐放松。

h. 停顿一会儿。然后重复这个运动 1~2 分钟，直到感觉良好为止。如果感到头晕目眩，则可缩短呼吸时长或深度。

应对意料之外的财务压力（如失业、减薪或大额计划外开支）的一种方法。即使这笔存款从来没有被使用过，只要知道自己有一个财政缓冲，就可以减轻压力。

身姿挺拔缓解压力。当感到压力过大时，注意自己的姿势。人们可能发现自己的肩膀下垂，呼吸短浅，就变得不太活跃。压力可能会使人们忽视自己的外观仪表。良好的身姿有助于通过对肌肉施加最小的压力和允许人们能有效活动来缓解疼痛和不适。为了保持良好的姿势，站立时，双脚脚踏实地、肩膀向后、腹部紧绷。坐下时，身体一定要坐直，保证背部获得支撑，平背（倚靠床头看手机造成）会引起躯体疼痛。坚持日常生活习惯，花时间好好打扮自己。

偶尔打理兴趣爱好。在日常生活中，利用机会拉伸、散步和放松。利用短暂的假期，哪怕只是一天或周末，让自己有时间远离压力大的环境。追求自己热爱的兴趣爱好和娱乐活动。享受优质高效的休闲时间可以减少压力，改善人们的人生前景和预期。

保持良好的人际关系。在压力很大的时候，把自己和别人隔离开来是很常见的。但当需要倾诉情感时，朋友和家人可以提供有价值的释放渠道。他们也可以给予鼓励和有帮助的建议。然而，要避免向那些对任何事物都持负面消极态度的人倾诉以免引起不良情绪。让自己周遭围绕着所有支持热爱自己的人。

勇敢寻求专业帮助

有时，生活中的问题堆积起来已远超出自己所能应付的范围。当感到压力过大不堪重负时，可以考虑向医生或心理健康专家寻求帮助。有些人认为寻求外界帮助是软弱的表现。没有比这更离谱的观点。承认自己需要帮助。学会如何控制压力并保证有一个正常的血压，这有利于过上放松的生活和拥有良好的健康。意外的应激源仍会发生。但是拥有应对压力的工具可以让那些挑战更容易克服，血压也更容易得到控制。

居家测量血压

诊室并非是测量血压唯一的地方。AHA 和其他医疗组织机构推荐高血压患者应居家监测血压。家庭监测血压可以在诊室或医院问诊之外每日追踪自己的血压。从家庭监测血压中收集和累积的信息对高血压治疗计划的制订十分重要。它可以帮助医生确定处方治疗是否奏效以及是否需要做出调整。如果血压控制得很好，可能每个月只需要居家监测几天血压。在工作的那一天，早上测量两个血压读数，晚上测量两个血压读数，以及在放松的那一天早、晚各测量两个血压读数。如果刚开始家庭监测血压，正在改变治疗药物或者有其他健康状况，可能需要经常检查血压，甚至需要每天家庭监测血压。

怎样在家里测量血压

以下是在家里测量血压以便获得最准确的结果的方法（见 163 页图）。如果需要，向医生咨询以寻求额外指导。

第 1 步，每天在同一时间测量血压，如早晨或晚上或者早晚同时，根据医生的建议去做。测量的手臂应保持一致。如果是右撇子，可能发现测量左臂血压更容易，反之亦然。但首先应检查电子自动血压计设备随包装附带的说明，以确保它能感知到左右双臂的血压。

第 2 步，在测量血压前约 30 分钟，不要吸烟、喝含咖啡因的饮料或运动。在测量血压前 5 分钟，坐下休息片刻。

第 3 步，伸出手臂，掌心向上。将袖带卷绑在裸露的肘关节以上 2.5 厘米处（重要的是袖带尺寸适合自己的手臂）。如果测量电路落在手臂袖带前面中心部位，则可知传感器位置是正确的。拉紧熨平袖带末端，使它均匀地环绕在手臂上。确保袖带松紧到只能在袖口上边缘插进两个指尖。当袖带充气膨胀时，确保皮肤不会被夹痛。

第 4 步，把佩戴袖带的手臂放在一个平坦的平面上，如桌子上，并使臂带与心脏处于同一水平高度，不要过高或过低。坐直，背部挺直，双脚平放在地面上。

第 5 步，按开始键启动电子自动血压计。袖带会自动加压充气膨胀，然后慢慢减压放气来测量血压。加压至测量这段时间内请保持安静，测量过程约 30 秒。血压读数完成后，血压监测器的电子数字仪表上会显示血压读数。

第 6 步，测完后，稍等一分钟再测量一次血压读数。在一个呼吸周期中，血压可能改变高达 5 ~ 10 mmHg，所以不要期望读数保持不变。但如果读数相差很大，则应考虑进行第三次测量读数，并将三次测量读数取平均值。在电子日志、日记或可打印的在线追踪器设备上记下两次读数的平均值。

第 7 步， 下次问诊医生时带上自己的家庭监测血压读数。如果是一个内置内存的电子自动血压计监测器来存储血压读数结果，请将血压计监测器带到诊室。有些电子自动血压计监测器设计配置本身可以上传血压读数并自动输入计算机或移动设备，也可以将电子版本发送给医生。

第 8 步， 如果无法获得一致的读数，请向医生咨询。问题可能是测量血压技巧或者血压计设备本身。要观看如何使用家庭电子自动血压计监测器的演示视频，请访问 www.MayoClinic.org 并搜索"如何使用电子自动血压计监测器测量血压"，如果发现血压异常或持续升高，一定要联系医生并检查。

血压计的类型

并非所有的血压计都是一样的，有些更容易使用，有些更可靠，有些则不准确。在购买血压计时，请考虑下列因素。

血压计袖带尺寸。 合适的袖带是最重要的因素，因为不合适的袖带无法测出准确的血压。向医生或护士咨询需要的袖带尺寸。理想情况下，袖带要有一个 D 型环紧固件以使袖带扣紧（见164 页图）。

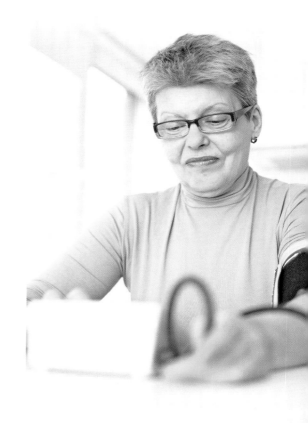

怎样在家里测量血压。

使用电子自动血压计款式需要将手臂置于心脏水平位置，将袖带放在上臂上，放松，然后使袖带充气并读数

血压计电子数字仪表。显示血压测量值读数的电子数字仪表应清晰、易于读数。

采购成本。血压计价格各不相同。向医疗保险供应商咨询，保单是否包括家庭血压计的费用。在购买了家庭电子血压计监测器之后，请在下一次预约问诊时把它带到医生面前以便医生可以观察使用方法是否正确。然后，每年一次，带它去预约问诊，这样医生就可以测试血压计并可确保它的读数准确。

电子自动血压计款式

电子自动血压计款式是最流行和最容易使用的家庭血压计监测器。它们往

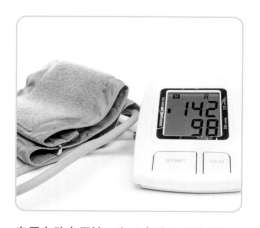

电子自动血压计。电子自动血压计包括一个电子数字仪表和一按开始键就自动加压充气膨胀的袖带

往比老式无汞盒式血压计更贵，尽管成本持续下降。电子自动血压计监测器检测动脉壁的运动而非血流声音，现代电子技术采用示波法、柯式音法或类似的无创血压间接测量原理进行血压测量。这种类型的电子血压计通常只需要做两件事，正确地将充气袖带卷绑在上臂并按开始键，即可自动给袖带加压充气，然后慢慢减压放气，测量血压读数，血压会显示在电子数字仪表上。如果需要一个大尺寸的成人袖带，在购买它们时，许多电子自动血压计监测器都配置有常规袖带和大袖带或两种尺寸任选其一。如果患有心律不齐，则在购买电子自动血压计款式之前，先请医生确认一下，因为它可能不会给到一个准确读数。一些更新型的电子自动血压计则能准确感知到不规则的脉搏。该功能通常列示在电子血压计设备的商品外包装上。

手指式或手腕式全自动电子血压计款式

AHA 并不建议人们使用手腕式或手指式全自动电子血压计测量血压。应当选择一个上臂式电子自动血压计测量血压。它的准确性和重复性较好，临床研究证据较多，测量方法简单实用，优先推荐用于家庭血压测量。为了使血压计监测器更加简易和易于使用，一些制造商开发了手腕式或手指式全自动电子血

压计测量血压。遗憾的是，手腕式或手指式全自动电子血压计监测器的技术并不等同于其使用的简单性。应当避免使用它们，因为它们的测量结果并不准确。手腕式或手指式全自动电子血压计监测器也很难保证结果的准确性。手腕式或手指式全自动电子血压计的测量原理是：通过换算测量人体末端小血管的血压得出大血管的血压，对高血压、糖尿病、动脉硬化的患者而言，动脉搏动和弹性都有差异，手腕式或手指式全自动血压计的测量值并不准确。

家庭血压监测小贴士

学习正确测量血压读数需要一定的训练和实践，但大多数电子血压计监测器都很容易使用。医疗用品商店和许多药店都售有各种电子血压计监测器。

为了准确测量血压读数，可以关注下面的实用提示。

- 不要在起床后立马测量血压，而要等到至少活动 1 小时之后再进行测量。血压一整天都在变化，早晨的血压读数往往比下午和傍晚时高一些。
- 进食前或者在进食、吸烟、饮用含咖啡因饮料或酒精后至少 30 分钟后测量血压读数。烟草、咖啡因和酒精会使血压暂时升高。一顿饭、尤其是一顿大餐则会导致血压暂时降低。
- 测量血压读数前先去洗手间。膀胱尿液充盈会使血压略微升高。
- 情绪会影响血压。如果度过了痛苦的一天，血压反映出了这一点，请不必惊慌。
- 运动前而非运动后测量血压。

居家监测血压的好处

建议每位高血压患者居家测量血压。居家监测血压包括以下好处。

追踪治疗进展。因为高血压没有任何症状，要想知道自己的治疗是否奏效，唯一的办法就是定期测量血压。在家里监测血压可以在两次医院问诊之间为医生提供十分重要的信息。

更好的控制血压。主动测量血压往往会给予患者在康复计划其他领域动力，可以给患者额外动力安排健康均衡的膳食营养，可以提高患者的体力活动水平及保证患者按时服用降压药物。

确定自己的日常血压。对一些人来说，去诊室会导致他们的血压暂时升高（白大衣高血压）。对有些人来说，情况正好相反，他们在预约问诊医生时血压会下降（隐匿性高血压）。居家监测血压可以帮助确定日常血压水平。

降低成本。 家庭血压监测可以节省每次需要血压读数时都要前往诊室监测血压的费用。尤其是当第一次开始服用降压药物或者医生调整药物剂量时。伴随着这些改变，定期居家监测血压有助于确保更好地控制血压。

定期去看医生

定期去看医生十分重要。它可以确保血压得到控制，治疗计划进展顺利，没有严重的副作用或并发症。对美国国家健康与营养协会 22 年来的数据进行了回顾，调查显示，那些至少每年去看两次医生并且依据现行高血压指南接受治疗的高血压患者可以更好地控制血压。配合他汀类药物治疗时，这种方法可以减少心血管疾病的发生。

高血压 1 期并没有器官损伤体征和迹象的患者，医生会希望在开始治疗计划后 1~2 个月内再次在随访问诊时见到你。在一次随访问诊期间，医生会评估患者的进展并确定其血压是否已经下降，询问如何努力改变生活方式，并检查所服用的降压药物是否存在任何副作用。如果血压并未下降，医生会调整治疗计划。

高血压 2 期和其他使治疗进一步复杂化的患者，可能需要更频繁地去看医生，可以每 2~4 周预约问诊一次直至血压得到控制。一旦血压得到很好的控

血压读数日志示例

制，除非同时患有其他疾病如糖尿病、高胆固醇血症、心脏病或肾脏疾病等，需要更频繁地去看医生，否则一年去看1~2次医生就足以满足需要。在家里监测血压可以帮助患者在两次医院预约问诊之间实现良好的血压控制，除此以外还有其他好处。

随访问诊通常包括至少测量两次血压、接受常规体格检查和一些常规健康体检。这些测试可以提醒医生药物治疗可能导致的问题或者与高血压相关的心脏功能或肾功能下降。随访问诊也是一个与医生讨论体重、膳食营养和体力活动水平等高血压相关问题的良好时机。

如果血压并未达到之前与医生一起设定的目标血压，患者可能想要放弃该治疗计划，但请不要这样做。相反，与医生讨论为什么治疗不起作用并考虑可以做出哪些调整。达到目标血压可能只是需要更多时间。下列方法可以给予更多帮助。

- 尽可能地了解高血压。
- 养成良好的生活习惯，例如，控制体重、膳食营养健康均衡、积极参加运动、不吸烟、限制酒精的摄入和管理压力。

- 回顾正在服用的所有药物和膳食营养补充剂，包括处方药和非处方药。
- 保持积极、乐观向上的心态。
- 如果感觉治疗计划并无帮助，可主动向高血压专家咨询。

避免药物的相互作用

药物疗效很大程度上取决于自己，何时、如何服药以及用哪种方式服药都是重要因素。

正确服药

要严格按照处方和医嘱服用降压药物，以便获得最佳疗效，这听起来是显而易见的，但实际上只有半数人能够做到在正确的时间按照正确的药物剂量服用降压药物。

如果比预定时间早服药，则会增加血液中的药物浓度水平，这会导致其他症状和副作用（如头晕和恶心）。如果太晚服药甚至忘记服药，则血压会随着药物浓度水平降低而升高。而如果完全停止服用降压药物，则血压甚至可能升至比先前确诊高血压时更高的水平。患者应当知道自己服用的所有药物的名称和剂量。保留药品原包装并定期把它们带到医生那里以检

可以停服降压药吗？

患者已经谨遵医嘱服药，血压已再次回到正常范围，现在想知道能否有一天可以停止服用降压药物。最有可能的答案是不可以。一些血压控制得很好的高血压患者能够减少他们每天的药物用量。然而，大多数人往后余生都要持续性地服用降压药物。降压药物能确保血压保持在安全水平并能降低高血压并发症（包括脑卒中、心肌梗死、心力衰竭、肾功能衰竭和老年痴呆症）的风险。

在少数情况下，维持正常血压至少1年的高血压1期患者可以停服降压药。但要做到这一点，医生需要制订一个逐步减少药量的治疗计划。患者要经常随访问诊，以确保血压不会在停服降压药物后再次升高。要在停服降压药物的情况下成功的控制血压，控制体重、积极参加体育锻炼、健康均衡膳食营养、避免吸烟和限制酒精的摄入十分关键。一些成功停服降压药物的人往往最终还是需要继续服药。如果出现不良的副作用是患者想停服降压药物的主要原因，最好的解决办法就是与医生配合，减少或消除这些副作用。

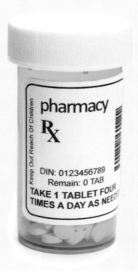

查是否以适当的剂量服用正确的降压药物。

以下是有助于正确服用降压药物的实用提示。

- 利用日常活动作为服药提醒。如果在早上服药，则把药放在早餐餐盘、牙刷或剃须刀附近，但切记不要让儿童或宠物接触，在这些物品附近贴上标签也可提醒自己按时服药。
- 设置闹钟提醒服药。闹钟将会提醒服用降压药物。
- 使用每周药片储存盒。如果服用多种药物，则可购买放入每周中的每天都可间隔开来的药片储存盒，每周装满一次药片储存盒，很容易就能记住何时服用何种药物。
- 向自己身边的人求助。让家庭成员或朋友提醒自己吃药，或者至少直到把服药习惯融入日常生活之前能够提醒自己服药。
- 温水服药。温水有助于溶解药物。如果药物通常与另一种饮品一起服用，请向医生或药剂师咨询以确保其他饮品与药物能够混合良好。某些特定药物不能与西柚、西柚汁、塞维利亚苦橙（又称酸橙）一起服用（更多信息参见本书第 5 章）。最好不要把药物和这些食物一起服下，否则药物可能

无法被吸收到血液中。

- 服药时保证光线良好。不要在黑暗中服药，因为这样做可能无意中服错药或把药掉在地上但却并未意识到这一点。
- 注意药物的副作用。在下次预约问诊检查时向医生提供这一信息。医生可以调整药物剂量或者让患者尝试服用不同药物。很多降压药会产生副作用，然而，大多数人很少出现问题。
- 提前购齐处方药物存货。提前购齐几周的处方药量以防意外打乱服药惯例。例如，暴风雪、流感和意外事故。
- 不要改变服药剂量。如果血压在已适当服药的情况下依然升高，不要自己增加服药剂量，请事先与医生讨论增减药量；同样，不要在没有事先向医生咨询的情况下自行减少服药剂量。

防止药物相互作用

许多药物都可以用来控制高血压。但某些特定药物若与其他处方药、非处方药、草药类营养补充剂、非法药物或某些食品混合服用，会有副作用。告诉医生自己正在服用的所有药物，并询问相关的潜在的、有害的相互作用。

营养类和草药类膳食补充剂

替代医疗健康实践和产品日趋流行并广受欢迎，但它们并非总是安全或有效的。你如果正在服用补充剂，或者考虑服用补充剂，请咨询医生。

营养类和草药类膳食补充剂

名称	作用
可控制血压的营养类和草药类膳食补充剂	
辅酶 Q10	关于它能否控制高血压的研究结果尚无定论
含有 ω-3 脂肪酸的鱼油胶囊	许多研究表明，ω-3 脂肪酸有助于降低血压，但效果不明显。其他诸多试验则报道称，ω-3 脂肪酸在降低血压方面并无效果
大蒜	有证据表明，它可能有轻微的降低血压的功效
银杏叶	没有确凿证据表明它能控制高血压
绿茶	一些研究表明，它具有轻微但真实的降压效果
镁、钾、钙	一些但并非所有临床试验表明，镁对降低血压具有积极作用，但尚需更多研究。钾对血压的影响尚需更多研究。通过膳食补充剂来补钙对防治高血压的作用存在争议，尚需进一步研究
维生素 C	没有确凿证据表明它能控制高血压
黑巧克力	有研究报告，经常吃黑巧克力的人血压会轻微降低
可升高血压的草药类膳食补充剂	
麻黄类（麻黄碱）	有助于减肥，但这类草药大麻成分含量高，会导致血压升高，高血压患者请避免食用。麻黄类药物被 FDA 列为违禁药品，类似的化合物包括苦橙（酸橙）
天然甘草	能治疗溃疡、咳嗽和感冒，会导致血压升高，高血压患者请避免食用
育亨宾	又称壮阳碱，可增加性欲，会导致血压升高，高血压患者请避免食用

处方药

许多处方药会干扰某些降压药物发挥作用。某些处方药（如激素避孕药）和某些抗抑郁药会影响血压水平。许多常见的消炎药会干扰至少 4 种不同类型的降压药发挥作用：利尿剂、β 受体拮抗剂、ACEI 和 ARB。消炎药通过导致身体水钠潴留来抵消利尿剂的作用。它们通过阻止产生舒张血管的化学物质来抵消 β 受体拮抗剂的作用。它们可以降低 ACEI 和 ARB 扩张血管的能力。当与消炎药一起使用时，直接肾素抑制剂（阿利吉仑）可能影响肾功能。如果正在服用处方消炎药，医生可以调整降压药的剂量来抵消其副作用。在间歇性使用消炎药时往往会出现问题，所以即使是偶尔在服用这些药物，也要告诉医生。医生可能把降压药换成一些不受该处方药影响的药物，或推荐或开一种不会影响降压药药效的止痛药。

非处方药

如果正在服用降压药，止痛药、充血减轻剂（消肿剂）和减肥药会带来一定的副作用。当与某些特定降压药一起服用时，这些特定非处方药可能使血压升高。非处方药包括成人阿司匹林（325 毫克）和非甾体消炎药（NSAIDs），如布洛芬（Advil、美林等）和萘普生钠（爱利福）。每天服用对乙酰氨基酚（泰诺林等）的人比不服用的人更容易患高血压，并无证据表明偶尔服用对乙酰氨基酚会导致血压长期升高。低剂量的阿司匹林（81 毫克）并不影响血压的控制。谨慎服用感冒药和抗过敏药，阅读标签以查看是否含有减充血剂，如伪麻黄碱或苯肾上腺素（包括用于鼻腔喷雾剂）。这些化合物通过收缩血管来缓解充血并使局部区域血流最小化，但这会导致血压升高。

非法药物

可卡因会使血管收缩和发炎，并干扰降压药的作用，街头毒品也会引起危险的药物相互作用。

食物

西柚、西柚汁、塞维利亚苦橙（又称酸橙）会干扰肠壁处理某些钙通道阻滞剂的能力，导致该药物在体内积聚并引起有害的副作用。如果服用尼索地平（舒乐）、非洛地平（普伦地尔）、硝苯地平（阿达拉特 CC、普罗卡地等）或维拉帕米（卡兰 SR、卡沃拉 HS 等）等药物，则不要食用上面所提到的水果，也不要喝西柚汁。相反，甜橙和柑橘一般不会影响药物的吸收。经常被添加到止咳药水中的天然甘草也会使血压升高，因为它含有甘草酸，这种酸会使肾脏水钠潴留。如果正在服用利尿剂以消除多余的水钠，则不要食用天然甘草。糖果中常用的人造甘草调味剂则并无影响。

降低服药的成本

如果往后不得不每天服用药物，那么需要花很多钱，如果每天服用两种或更多药物，费用还会倍增。然而，可以通过一些方法来降低服药的成本。

服用仿制药

一旦一家制药公司药物的专利到期（通常是 20 年），其他制药公司就可以自由地应用相同原料制造该药物，这种竞争常常促使原供应商降低药品价格。此外，新的仿制药品牌成本通常更低，因为仿制药制造商不必收回研发（research and development，R&D）成本。当从采购品牌药物转换到购买仿制药，而新药片看起来不同于原来药片，请不要惊讶，仿制药通常会改变形状和颜色以示区别。因此，请仔细阅读标签以确保剂量与原品牌药相同。仿制药不像新上市的品牌药物那样面临严格的测试，但是 FDA 会进行检查，以确保仿制药可以与原品牌药一样在相同时间内提供相同数量的活性成分。仿制药必须符合与品牌药相同的标识、质量和纯度标准。尽管如此，当第一次开始服用仿制药时，尽量频繁监测血压。

掰开药片

药片通常分为多种剂量，很多时候高剂量的药片只比低剂量的药片贵一点儿，例如，如果处方药是 50 毫克片剂，则可以购买 100 毫克片剂并将它们掰开以节省药物开支。可以在医疗用品商店和一些药店购买一种药片分割器，这比用刀和砧板切割更方便、更准确。然而，并非所有药片都能被掰开。例如，这种掰开技术并不适用于含有持续缓释颗粒的胶囊，也不应该把糖衣药片

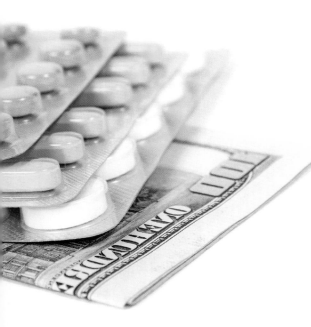

掰开以妨碍它们在胃肠道的溶解，被掰开的药片会破坏糖衣效果。此外，服用的药物可能没有可以平均分配的更大剂量，而这些药片必须被分成相等的比例。如果正在服用多种药物或健康状况较差，则掰开药片可能会变得麻烦。在掰开药片之前请向医生或药剂师咨询以确保掰开药片安全有效。即使掰开药片服用，也要跟医生保持联系，以确保药物疗效。

批量折扣购买药物

如果拥有包括报销处方药在内的健康保险，了解健康保险报销范围十分重要，例如，当使用首选药房或批发邮购快递药房时，有些药店会提供团购折扣优惠以促销，还有批量配药优惠，力度可能取决于购药地点是零售药店还是批发邮购快递药房。如果目前服用的处方药并未被纳入保险报销范围，那么在药店之间比较购买有助于降低成本。批量折扣邮购药店是另一种选择，他们提供的处方价格比在一些药店看到的价格低10%~35%，因为批量邮购，所以可以打折销售。批量购药的一个缺点是：如果储存太多药物则有些药物可能在使用之前就已过期。此外，如果医生改变处方计划，则可能以不能再次使用这批药

物收场，最好提前只买3~6个月的用量就可以。从批量折扣邮购供应商购药的另一个缺点是：可能错过一个熟悉个人疾病史和服用药物的药剂师，但如果努力沟通让医生了解药物的最新进展情况，则批量折扣供应商也可以提供安全有效和物美价廉的选择。

复方用药

一些特定降压药可以作为复方药片使用，对一些人来说，这些药片比单独购买更便宜，也可以通过购买复方药片来节省费用。复方用药还可以减少必须服用的药片数量。如果服用一种以上降压药，可询问药剂师是否有复方药物，如果有，请查看健康保险计划是否涵盖报销复方药物，然后与医生讨论处方复方药物事宜，如果担忧药物成本则可询问药剂师复方药片是否可以节省成本或者是否还有更便宜的替代药品。

处方药品援助计划

一些社会服务组织机构和制药公司向经济困难人士提供免费或降价处方药品援助服务，医生可以把患者转介给适当的社会服务组织机构或药品制造商。有关处方药品援助计划的详细信息请与处方援助伙伴联系。

识别高血压急症

　　未经控制的高血压会逐渐侵蚀健康并使身体许多系统功能衰竭，严重损伤脏器器官。但是，有时血压会严重升高并出现急性或严重靶器官损伤迹象，足以危及生命，需要立即治疗，这就是高血压急症（hypertensive emergency）。高血压紧急状态（hypertensive urgency）指血压严重升高并出现轻度或无靶器官损伤迹象。高血压急症很少见，当血压严重升高到危险的高水平时就会出现高血压急症，通常伴随其他严重症状。一般来说，收缩压读数大于 180 mmHg 或舒张压读数大于 120 mmHg 就被认为是危险高水平。如果有其他疾病，血压低水平升高也会引发高血压急症。儿童的高血压急症危险程度较低，这取决于他们的年龄和身高。

　　突发高血压急症可能包括以下诸多原因。

- 忘记服用降压药物
- 急性脑卒中
- 急性心肌梗死
- 心力衰竭
- 肾功能衰竭
- 主动脉破裂
- 药物之间的相互作用
- 外科手术术后并发症
- 妊娠引起的高血压和抽搐对产妇母子造成生命威胁（子痫）

　　为了防止在高血压急症过程中器官受损，血压需要立即降低，但应维持在可控阶段，血压降低过快会干扰正常的血液流动并可能导致心脏、大脑和其他器官供血过少（了解更多关于治疗高血压急症的信息请参见本书第 5 章"高血压急症药物治疗"）。

高血压紧急状态与高血压急症

　　如果相隔几分钟进行的至少两次血

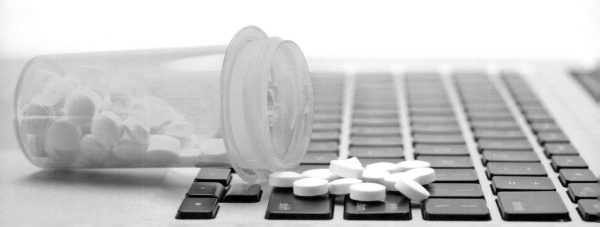

高血压急症警告体征

除了具有危险的高血压读数外，以下体征和症状也可以预示高血压急症。

+ 严重头痛，伴意识混乱和视力模糊
+ 严重胸痛
+ 明显呼吸急促
+ 恶心呕吐
+ 癫痫发作
+ 反应迟钝，应答迟缓

当出现高血压急症体征和症状时，请保持禁食禁水，如果可以，平躺直至急诊救护车到来或者到达医院急诊室。

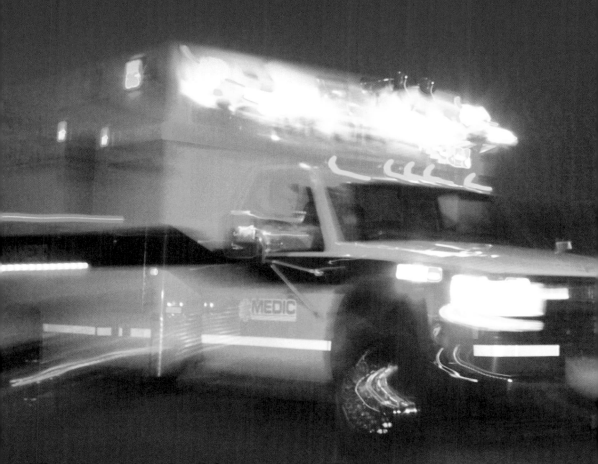

压测量得出的收缩压读数大于 180 mmHg 或舒张压读数大于 120 mmHg，但并未出现任何其他体征和症状，则为高血压紧急状态，请尽可能快速地联系医生或找到其他健康护理专业人士给予解决处理，如果不能联系到医生，就去附近医院预约问诊，如果超过几小时未采取治疗措施，就可能导致高血压急症。

总结

要点

+ 压力过大会导致血压暂时升高并使现有高血压进一步复杂化。
+ 随着时间的推移，压力对身体的影响可能损害健康和幸福。
+ 改变生活方式、采用技巧放松和寻求专业帮助有助于避免或更好的管理压力并降低健康风险。
+ 居家监测血压有助于确定日常的血压水平、追踪治疗进展并控制病情。
+ 请务必谨遵医嘱，定期按时正确服用降压药。
+ 告诉医生自己正在服用的所有药物和营养补充剂，因为其中许多可能干扰某些降压药物甚至导致血压升高。

第11章
特殊担忧和疾病

高血压的发病率随着年龄的增长而增加。几乎每个人，无论种族或性别，随着年龄的增长，患高血压的风险都会增加。高血压这种疾病可以影响到任何年龄段的人。而且，研究人员发现，血压受许多因素（包括遗传和环境因素）的影响，高血压往往是这些因素共同作用导致的。在确定治疗或预防高血压的最佳方法和途径时，必须考虑所有因素。本章着眼于妇女、儿童以及特定疾病人群中高血压伴有其他疾病以及难治性高血压所特有的因素。在这些情况下，治疗过程可能有所不同。

妇女

不久前，大多数有关高血压的研究主要考察了高血压对男性的影响。然而，几乎半数被诊断为高血压的美国人都是女性。很明显，女性患高血压的原因和她们所处的年龄段不同，她们的体征和症状也可能不同，对药物的反应也不同，更多的研究聚焦于对女性高血压有特殊影响的问题上面。

口服避孕药

口服避孕药是一种常见的避孕方式，大多数女性服用避孕药不会导致高血压，但是对某些女性而言，它会导致血压升高，特别是 35 岁以上、超重或吸烟的女性。

如果在服用避孕药时确实出现了高血压，或者在开始服用避孕药之前已经患有高血压，就可以考虑另一种避孕方法。如果其他避孕方法均不可行，仍然要服用避孕药，则需要自己定期检查血压，并采取措施通过改变生活方式和接受药物治疗来降低血压。超过 35 岁并且吸烟的女性，尽可能地不要服用避孕药，因为它会增加患心脏病或脑卒中的风险。女性注意：一种结合了屈螺酮和炔雌醇的避孕药（Yasmin，YAZ 等）含有一种合成的孕激素，它会导致钾潴留，如果同时服用保钾利尿剂（促进水钠排泄而钾不丢失或丢失甚少）、ACEI、ARB、醛固酮拮抗剂或其他药物来控制血压，可能导致血液中钾含量水平异常升高。在同时联合服用避孕药和降压药物之前，请向医生咨询。另外，值得注意的是，与含其他孕激素的避孕药相比，含有屈螺酮的避孕药可能更容易产生血栓。与医生讨论自己的担忧。

妊娠

患有高血压的妇女可能健康的妊娠和分娩，但是她们应当采取预防措施，从定期检查开始。在正常妊娠过程中，血压往往在妊娠中期下降。这种情况通常发生在大多数患有高血压的妇女身上，但有些妇女的血压会升高。另外，患有高血压的妇女在妊娠期间有更大的并发症风险，这对本人和未出生的孩子都有影响。因此，医生将会密切监测高血压妇女的妊娠情况和血压，尤其是在妊娠期最后三个月（妊娠晚期），这时最有可能发生并发症。对母亲来说，不常见但可能的并发症包括心力衰竭、脑卒中和其他与未经控制的高血压相关的问题。子痫前期（又称先兆子痫）或子痫、与妊娠相关的潜在危险疾病也可能出现（更多关于子痫前期和子痫的信息参见下文）。胎儿可能出现的并发症包括发育不良、胎盘与子宫壁剥离（胎盘早剥）以及分娩时缺氧。上述并发症可能导致胎儿早产，无论是引产或是剖腹产。如果在妊娠前患有高血压，就要与医生讨论妊娠可能带来的健康风险。医生可能建议更换药物，因为有些降压药物不能在妊娠期间服用。另外，采取措施（如定期有规律的体力活动，减肥，按处方服药）控制血压。

妊娠后尽快告诉医生。为了有一个健康的孕期，最重要的事情之一就是得到早期和定期的产前检查（为妊娠期妇女提供一系列医疗和护理建议和措施）。除了常规体检外，可能还需要定期的血液和尿液检查以及对发育中的胎儿进行频繁的超声检查。如果在妊娠期间看了不止一个医生，则应告诉每个医生自己患有高血压。因为血压通常在妊娠早期和中期下降，所以一个不知道患者病史的医生可能意识不到她患有高血压。如果需要在妊娠期间服用降压药，医生可能推荐对交感神经抑制的中枢性降压药甲基多巴（爱道美）、拉贝洛尔（湍泰低），其他类型的β受体拮抗剂或钙通道阻滞剂。同时，了解妊娠期间应避免使用哪些药物很重要。ACEI、ARB、肾素抑制剂均是对胎儿有害甚至致命的

降压药物（更多关于这些药物的信息参见第 5 章）。

妊娠期高血压

　　一小部分健康的妇女可能出现妊娠期高血压。妊娠期高血压最常发生在妊娠晚期，在大多数情况下血压轻微升高。一旦妊娠期结束，血压就会恢复正常。如果出现妊娠期高血压，特别是处

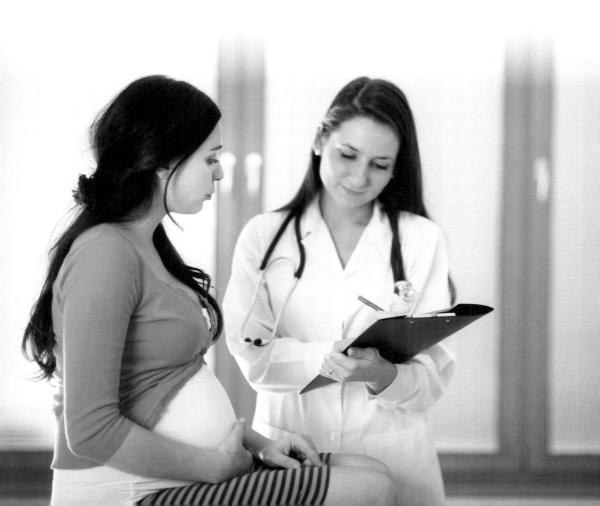

于高血压 1 期范围内，则一般不需要药物治疗。但重要的是选择一种强调全麦或全谷物、水果、蔬菜和低脂乳制品的饮食，这有助于控制血压。只有当血压显著升高到危及孕妇健康或胎儿的健康时才建议服用降压药。妊娠期高血压只是一个早期预警，表明在以后的生活中很可能出现与之相关的高血压和疾病（如心脏病或肾脏疾病）。

子痫前期

子痫前期（preeclampsia，又称先兆子痫）发生在 3%～6% 的孕妇中。子痫前期这种疾病的特征是高血压和其他器官（通常是肾脏）损伤的迹象。子痫前期通常在怀孕 20 周后出现。如果未加治疗，子痫前期会导致严重甚至致命的并发症。子痫前期的确切原因目前尚不清楚，但某些因素会增加患子痫前期的风险。它们包括以下因素。

- 既往存在慢性高血压
- 第一次妊娠
- 子痫前期家族史
- 多胞胎
- 糖尿病
- 怀孕前存在肾脏问题
- 在生育年龄的早期或末期（十几岁青少年早期或 40 多岁）怀孕

出现子痫前期的妇女通常一开始并无症状。当症状出现的时候，病情往往已经恶化。尽管肿胀发生在许多正常妊娠中，但由于水液潴留，脸部和双手明显肿胀，以及体重 1 周内突然增加超过 1 千克可能是子痫前期的体征。其他体征和症状包括头痛、视力问题和上腹部疼痛。如果出现任何上述这些情况，则应当前去接受医生的评估。一些正常妊娠期发生的体征和症状则并不意味着有先兆子痫。在妊娠期间，血压和尿液被纳入孕期常规体检。医生可能进行血液检测以检查血小板计数并查看肝脏和肾脏功能。血小板偏低、肝酶升高提示重度子痫前期 HELLP 综合征（以溶血、肝酶升高和血小板减少为特点，是妊娠期高血压疾病的严重并发症），可能危及生命。

患有轻度子痫前期的患者，医生会检查其血压和尿液、做血液测试并监测胎儿的状况。患者可能还需要在家里自行检查血压。为了防止子痫前期病情恶化，医生可能建议在 37 周时正常分娩，而非等到自然分娩（即顺产）。严重的先兆子痫往往需要住院以便持续监测患者的健康和胎儿的健康状况。可能需要药物治疗以帮助控制高血压和防止癫痫发作。如果患者的健康或胎儿的健康可能面临重大风险，建议进行提前分娩，生产（分娩）可能是通过引产或剖腹产。生产后，孕妇的血压在几天到几周内恢复正常。如果离开医院时血压仍处于高血压 2 期则可能需要服用降压药。大多数妇女能够在几个月后逐渐减少药量。美国妇产科医师学会（American Congress of Obstetricians and Gynecologists，ACOG）建议对于有早发性子痫前期、妊娠 34 周以下早产模式或一次以上先前妊娠期出现子痫前期病史的妇女服用小剂量的阿司匹林。美国预防医学工作组（U.S. Preventive Services Task Force，USPSTF）的一项草案建议，子痫前期高风险的妇女应在其妊娠 12 周后服用低剂量的阿司匹林。阿司匹林治疗并不适用于子痫前期发病风险较低的妇女。钙补充剂也有助于预防子痫前期。日常饮食中钙摄入量较低的妇女补钙的获益最为明显。钙补充剂的低风险和低成本使其成为患子痫前期风险较高的妇女的一个考虑因素。

子痫

　　子痫是患子痫前期（先兆子痫）的妇女发生高血压和抽搐并对产妇母子造成生命威胁的一种疾病，有子痫前期的孕妇会有癫痫发作，但并无神经系统疾病。子痫是在子痫前期的基础上发生的不能用其他原因解释的抽搐，是妊娠期高血压疾病的五种状况之一，也可能是子痫前期的严重并发症。子痫可能发生在产前、产时、产后等不同时间，子痫的体征和症状主要包括以下几项。

- 右上腹疼痛
- 严重的头痛和视力问题，包括视野中闪光灯感
- 抽搐
- 精神状态改变
- 呼吸急促
- 意识丧失

　　子痫会永久性地损伤大脑、肝脏或肾脏，对孕妇和胎儿都是致命性的威胁。子痫孕妇紧急分娩产下胎儿很有必要。

更年期

　　更年期一般指围绝经期综合征，又称更年期综合征。绝经后血压普遍升高，患高血压的风险也随之增加。关于血压的改变是真的由于更年期还是由于年龄和体重的增加，一直存在一些争论。综合考虑各种因素后，研究人员得出结论，绝经后妇女相较于绝经前妇女患高血压的风险更高，与绝经相关的激素的改变起到了一定的作用。事实上，在绝经之前，女性的舒张压和收缩压比男性的略低。绝经后，女性的收缩压可

增加约 5 mmHg。与更年期相关的血压升高可部分归因于盐敏感性和体重增加，这反过来与更年期间的激素改变有关。用于更年期激素治疗的药物也可能导致血压升高。激素治疗可在绝经后一定的时间内使用以减少令人苦恼的绝经后症状（如潮热和阴道干涩）。50 岁以上接受激素治疗的女性收缩压可能有 1～2 mmHg 的小幅度升高，最好与医生讨论激素治疗的风险和获益。然而，接受激素治疗的女性对生活方式的改变和药物治疗的反应与不接受激素治疗的女性同样良好。

儿童

婴儿出生时的血压比成人的低很多。随着儿童的成长，他们的血压会慢慢升高。青春期过后，青少年的血压值与成人的相当。婴儿和学步时期的幼儿的血压未被纳入常规测量是因为很难得到准确的读数。婴幼儿像成人一样，也会患上高血压，只不过可能并无症状。直到出现明显的问题，如不明原因的易怒、呕吐、生长发育不正常、头痛、胸痛、在极端情况下癫痫发作或心力衰竭，人们才会怀疑。当孩子年满 3 岁时，最好在每次儿童健康检查时都测量孩子的血压。为了确定孩子的血压是否真的过高，他们的血压读数是根据百分比评分的，并将年龄和身高等因素考虑在内，家长可以参考有关的信息和图表。在任何年龄，高个子的孩子都比矮个子或中等身高的孩子血压更高。血压读数大于成人的 95% 的儿童被认为患有高血压。血压读数为成人的 90%～94% 之间则提示血压属于正常高值。

幼儿园以下年龄段的儿童常有继发性高血压，但大多数青少年则通常具有原发性高血压。继发性高血压的病因可能包括肥胖、睡眠呼吸暂停综合征、肾动脉狭窄，肾功能衰竭和激素异常。儿童睡眠呼吸暂停通常是由扁桃体增大引起的，并且在睡眠过程中可能伴随呼吸嘈杂。脑外伤、脑部感染和肿瘤也会导致高血压。主动脉缩窄指心脏主要动脉的狭窄（请参见本书第 7 章），这种疾病可导致上半身高血压，到晚年才会被发现。

医生会让孩子接受检查来找出高血压的病因。如果所有的检查结果都是正常的并且所有其他可能的病因都被排除了，那么孩子就被认为患有原发性高血压。这种疾病可能与生活方式（如肥胖、饮食不良和缺乏锻炼）有关。如果家庭中不止一个孩子患高血压，则可能与基因遗传有关。

随着越来越多的儿童变得不积极参加体育锻炼和肥胖，他们中更多的人在青少年时期就有患高血压的风险。美国有 1%～5% 的儿童患有慢性高血压，在超重或肥胖的儿童中这一比例显著增加。多项研究结果表明，肥胖会使儿童患高血压的风险增加近 3 倍。高胆固醇血症或其他血脂异常通常与高血压并存。这些疾病或症状都需要管理。

对于患有原发性高血压的儿童，通常建议他们改变生活方式。年轻人很难坚持健康均衡的膳食营养和定期有规律的运动计划，对那些想要控制自己生活方式的青少年而言更是如此。把这些目标设定为家庭优先事项可以提高这些改变对孩子和家庭未来健康的重要性。被忽视或未经控制的儿童高血压会导致与成人高血压类似的问题，包括心脏、大脑、眼睛和肾脏等器官的损伤。如果孩子的血压非常高或者生活方式改变 3～6 个月后仍不起作用，医生会考虑使用处方药物。用于控制成人高血压的药物也可用于儿童，只是剂量更小（有关降压药物的信息请参见本书第 5 章）。有些病因明显的儿童高血压可以通过外科手术予以治疗。

少数族裔群体

有关美国高血压发病率的研究结果表明，高血压这种疾病影响到的黑人比

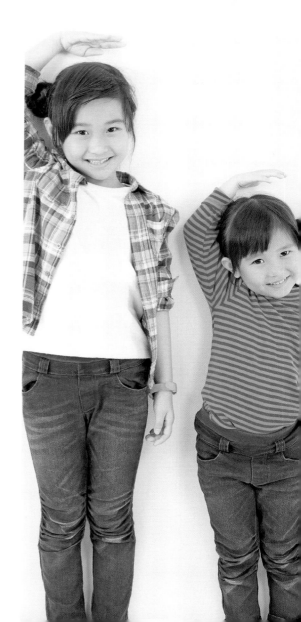

白人、西班牙裔和亚裔多。相较于美国其他族裔的群体，黑人的高血压似乎更容易在年轻时出现，并导致更严重的并发症。造成这些差异的原因目前尚不清楚，尽管各种猜测层出不穷。但是，在科学家找到高血压的基本病因之前，可能无法解释不同人群之间的差异。尽管如此，高血压的危险因素，如肥胖、睡眠呼吸暂停综合征、缺乏体力运动、钠摄入过量而钾摄入量不足、酒精摄入过量、水果和蔬菜摄入不足，在所有族裔群体中都是一样的。通过适当的医疗护理，高血压所致脑卒中、心肌梗死和进行性肾功能衰竭的风险在黑人中和白人中同样可以降低。

对黑人而言，高血压的初始治疗通常包括利尿剂或钙通道阻滞剂。如果需要联合用药，则钙通道阻滞剂通常与 ACEI 或 ARB 联合用药。对于那些血压对钙通道阻滞剂与 ACEI 或 ARB 联合用药治疗无效的黑人，利尿剂经常被添加在其中。同样值得注意的是，DASH 饮食计划低钠低血压研究中（请参见本书第 1 章），黑人受试者的血压下降幅度最大，黑人相较于白人从增加钾摄入量中获益更多。高血压的发病率在不同族裔群体中有所不同。美洲印第安人的高血压发病率高于白人，而在西班牙裔和亚裔群体中高血压的发病率则略低于白人。

脉压

脉压是指收缩压与舒张压的差值，正常值为 40~60 mmHg。例如，如果收缩压是 120 mmHg，舒张压是 80 mmHg，则脉压是 40 mmHg。脉压大于 60 mmHg 是容易患心脏病的危险因素，脉压低于 40 mmHg 可能意味着心脏功能较差，而脉压更高则可能意味着心脏瓣膜关闭不全（也称心脏瓣膜反流）。其他疾病，包括严重缺铁（也称贫血）和甲状腺过度活跃（也称甲亢）也可能增加脉压。

其他疾病

高血压通常伴有其他医学疾病，导致其更难治疗和控制。因此，如果除了高血压之外还有其他慢性疾病，那么定期去看医生就尤为关键。下面是几个例子。

心血管疾病

以下是可能与高血压并存的心血管疾病。

心律失常

高血压会导致心律失常。如果血液中钾或镁含量较低，患心律失常的风险就更大。如果正在服用利尿剂，这种情况有时会因药物的治疗作用而发生。较高的脉压和甲状腺疾病也会增加患心律

失常的风险。控制血压可以减小心脏的压力，降低心血管并发症（如左心室增大）的风险。这反过来又能降低发生心律失常的风险。

为了帮助控制或预防心律失常，在医生同意的前提下，多吃富含钾和镁的食物，如新鲜水果和蔬菜。如果没有效果，医生会建议服用营养补充剂以保持钾和镁的含量正常。多吃富含 ω-3 脂肪酸的鱼类或服用鱼油补充剂也有助于降低因心律失常所致猝死的风险（请参见第 1 章以了解更多有关服用鱼油的剂量和可食用的鱼类的种类的信息）。

动脉硬化与动脉粥样硬化

随着时间的推移，动脉中较高的压力会使血管壁变厚、变硬，而这通常会限制血液流动，这被称为动脉硬

化（arteriosclerosis）。动脉粥样硬化（atherosclerosis）是一种由动脉壁脂肪斑块堆积集聚所致的特殊类型的动脉硬化（有关这些疾病的更多信息请参见本书第 6 章）。

导致上述疾病的危险因素除了高血压以外还包括吸烟、血脂水平异常、超重、缺乏运动、糖尿病和过量饮酒。医生会要求患者更好的管理这些危险因素，也可能开具利尿剂以降低血压，或

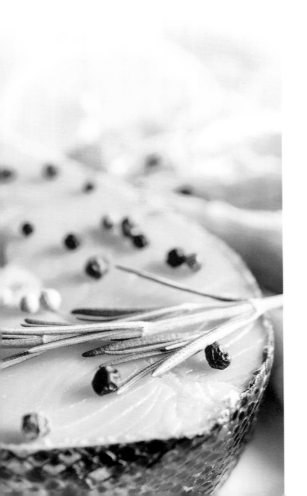

开具 β 受体拮抗剂以降低心率和血压。β 受体拮抗剂可以降低患心肌梗死和出现某些心律失常的风险。ACEI 和 ARB 则有助于逆转血管僵硬。

冠状动脉疾病

冠状动脉疾病通常与高血压并存。高血压会对动脉壁产生额外的剪切应力，而这会损伤血管，增加患动脉粥样硬化的风险。动脉粥样硬化会阻塞血管，包括冠状动脉，即心脏自身内在的循环系统。血流量不足会损伤心肌并增加患胸痛（心绞痛）、心肌梗死和心力衰竭的风险。

利尿剂、β 受体拮抗剂、ACEI、ARB 和醛固酮拮抗剂常用于治疗高血压和冠状动脉疾病。这是因为它们除了可以降低血压，还可以降低患心肌梗死和心力衰竭的风险。β 受体拮抗剂和钙拮抗剂可被用以缓解心绞痛，而在某些情况下，还可降低再次发生心肌梗死的风险。研究表明，β 受体拮抗剂可以减少冠状动脉粥样硬化斑块的数量。在某些情况下，可以考虑冠状动脉的外科手术治疗（包括血管成形术和支架植入术）以保持血管畅通。

已经患心肌梗死或脑卒中的患者，或者并无心肌梗死但已经接受冠状动脉

内支架植入术，做过冠状动脉搭桥术，或者存在因冠状动脉疾病所致胸痛（心绞痛）的患者，医生可能建议此类患者每天服用阿司匹林。如果无心肌梗死但却有较高风险患心肌梗死，则阿司匹林的疗效并不明显。聚焦于阿司匹林用于预防心肌梗死的临床研究目前正在持续进行。当具有较高风险患心肌梗死时，向医生咨询是否应当每天服用阿司匹林。

心力衰竭

心力衰竭可能是由于心脏增大、衰弱，很难泵出足够的血液来满足身体的需要（请参见本书第 6 章），或者泵血可能正常，但心脏左心室增厚、僵硬，不允许心肌正常扩张和松弛（舒张性心力衰竭）。在某些情况下，这会导致液体在肺部或双脚和双腿中积聚潴留。因为这一原因，医生会为患者制订更低的目标血压以减轻心脏的压力。事实上，控制高血压最显著的收益就是它可以使患心力衰竭的风险降低 50% 以上。

心力衰竭和高血压患者可能被予以 ACEI、ARB 和利尿剂进行治疗。ACEI 和 ARB 通过扩张血管来降低血压，而这并不会影响心脏的泵血功能。利尿剂可减少液体潴留。保钾利尿剂螺内酯（安体舒通）和依普利酮（因斯帕拉）

可阻断醛固酮，并挽救心力衰竭患者的生命。在大多数情况下，β 受体拮抗剂也是适当的。患者不耐受 ACEI 时，医生会处方一个替代选项，如 ARB。根据自己的状况，可以选择去看心力衰竭专家，因为治疗心力衰竭的计划方案十分复杂，可能需要考虑心脏移植。

高胆固醇血症

许多高血压患者同时患有高胆固醇血症。因为患这两种疾病都会增加患心肌梗死和脑卒中的风险，所以降低胆固醇水平和血压均会带来额外获益。有助于降低血压的生活方式的改变同样有助于降低胆固醇水平。然而，许多高胆固醇血症患者可能需要服用降胆固醇药物。多项研究结果表明，经常用来降低胆固醇的一类药物，即他汀类药物，似乎有助于降低收缩压，但尚需更多研究来证实。至于降压药物，如果同时患有高胆固醇血症，则不要服用大剂量的噻嗪类利尿剂和髓袢利尿剂（又称亨氏环利尿剂），因为它们可以增加胆固醇水平和甘油三酯水平（另一种类型的血脂）。小剂量的这些药物不会产生类似影响。β 受体拮抗剂也可轻微提高胆固醇水平。如果需要服用大剂量的 β 受体拮抗剂，则良好的膳食营养和服用降胆固醇药物可以抵消这种剂量的增加。治疗高血压和高胆固醇血症最常用的处方药物是 ACEI、ARB、钙通道阻滞剂、α 受体拮抗剂、中枢神经抑制剂和小剂量的利尿剂。钙通道阻滞剂和他汀类药物可以适当剂量形成复方制剂个体化给药。如果正在服用降胆固醇的他汀类药物，要避免食用塞维利亚苦橙（又称酸橙）、西柚以及避免喝西柚汁，这些水果的果肉和汁液与他汀类药物之间的相互作用会导致药物在血液中积聚，对某些钙通道阻滞剂而言同样如此，所以请向医生咨询。

脑卒中与短暂性脑缺血发作

高血压会增加患脑卒中和短暂性脑缺血发作（TIA）的风险。如果年龄超过 55 岁，而且脉压很高，则可能面临更大的风险（有关不同类型脑卒中的更多信息请参见本书第 6 章）。55 岁血压正常的成人终生患脑卒中的风险为：女性 1/5，男性 1/6。在高血压患者中，脑卒中的风险几乎增加了 1 倍（请参见本书第 6 章）。如果在症状出现后的最初几个小时内给予溶栓治疗，可以帮助减少缺血性脑卒中的不利影响，这种血栓爆破（溶栓）药物被注射到静脉或动脉中以溶解血栓（脑卒中的常见病因）。以下体征和症状可能提示出现脑卒中。注意以下体征和症状何时开始出现，它们出现的时间长短可能影响治疗决策。

走路困难。 可能会跌倒或突然感到眩晕、失去平衡或协调能力。

说话和理解困难。 可能感到困惑、口齿不清或难以理解他人的话语。

用一只眼睛或两只眼睛看有困难。 可能突然有一只或两只眼睛视力模糊或视野变暗变黑，或者可能看到重影。

面部、上肢或腿部麻木或麻痹。 面部、上肢或腿部可能出现突然麻木、软弱无力或麻痹，尤其是在身体一侧。试着把双上肢同时举过头顶，如果一侧上肢开始跌落，则可能患有脑卒中。脑卒中患者努力微笑时，嘴唇一侧可能下垂。

头痛。 突然、剧烈的头痛，可伴随呕吐、眩晕或意识改变，则可能提示患有脑卒中。

如果认为自己具有脑卒中的症状，包括面部、上肢或腿部突然麻木、说话困难和突然眩晕，则请立即向医生寻求帮助。

患脑卒中或 TIA 的患者，医生会让他们服用利尿剂和 ACEI 以帮助减少再次发生脑卒中的风险。ARB 和钙通道阻滞剂也可予以处方。应用这些药物来降低血压可以降低再次发生脑卒中的风险，即便对从未患过高血压的人来说。研究结果表明，利尿剂或利尿剂与ACEI联合用药有助于降低患脑卒中的风险。阿司匹林和其他抑制血栓药物对于预防脑卒中复发很有疗效。在某些情况下，可对颈动脉进行血管成形术、支架植入或其他外科手术。

脑卒中血管性认知障碍

脑卒中血管性认知障碍（VCI, vascular cognitive impairment）是由于脑卒中造成的智力减退，以记忆力减退最为明显，其认知损伤程度尚未达到阿尔茨海默病的标准，界于正常和痴呆之间。高血压会导致向大脑供血的小动脉和大动脉的广泛狭窄和阻塞，如果这些动脉存在狭窄或阻塞，情况就会更糟糕，血液供应的减少会导致一系列小面积甚至大面积的脑卒中，造成多区域的脑组织受损。其结果是许多生理功能和认知功能（如说话、推理、记忆、视觉和动作）受损，这种情况被称为VCI。尽管其病因和相关联系还不完全清楚，但中年高血压可能增加患阿尔茨海默病（又称老年痴呆症）的风险。此外，最近一项长达20年的研究表明，中年高血压与中年收缩压正常高

值和认知能力下降相关。尽管大脑组织既存损伤不可逆转，但新增损伤却可预防。

代谢综合征

代谢综合征是人体的蛋白质、脂肪、碳水化合物等物质发生代谢紊乱的病理状态，是一组以可识别的模式同时发生的复杂代谢紊乱症候群，是导致糖尿病、心脑血管疾病的可改变的疾病危险因素（见190页图）。尽管代谢综合征的定义各不相同，但通常与下列疾病和症状有关。

- 肥胖，尤其是腰部脂肪过多并且是苹果形身材（请参见本书第7章）。这意味着男性腰围超过102厘米和女性腰围超过89厘米（亚裔中，则男性腰围超过89厘米，女性腰围超过79厘米）。
- 血压大于130/85 mmHg或服用降压药物。
- 甘油三酯大于150 mg/dl，高密度脂蛋白胆固醇（HDL-C）水平较低（男性小于40 mg/dl，女性小于50 mg/dl），或服用降甘油三酯药物。
- 高血糖（空腹血糖大于100 mg/dl）或服用控制血糖药物。

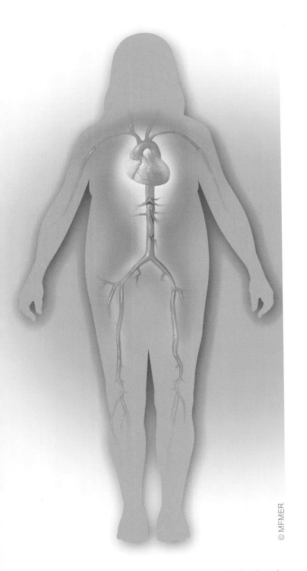

这些标准中的任何三项都可构成代谢综合征的诊断。只要有其中一项，就会增加患心脏病、脑卒中和糖尿病的风险。当它们组合起来则风险更大。许多代谢综合征患者也可能患有睡眠呼吸暂停综合征。理解形成这种代谢综合征复杂过程的研究正在持续进行中。许多人认为这是由基因遗传和环境因素（包括胰岛素抵抗、腹部肥胖、基因遗传、血压正常高值和慢性压力）混合造成的，代谢综合征的不同组成部分可以同时治疗以降低风险，定期有规律的运动，减肥，戒烟，减少钠、糖、饱和脂肪酸和反式脂肪酸的摄入量有助于改善代谢综合征的各个方面，包括降低血压、降低胆固醇和血糖水平。如果生活方式的改变还不够，医生可能会处方一些降低血压、控制胆固醇或促进减肥的药物。胰岛素增敏剂可以帮助身体更有效地吸收胰岛素。如果风险很高，则服用阿司匹林有助于降低患心肌梗死和脑卒中的风险。

糖尿病

糖尿病与高血压有着密切联系。根据美国糖尿病协会（ADA，American Diabetes Association）的数据，约 2/3 的成人糖尿病患者患有高血压，相反，未经治疗的高血压患者的糖尿病发病率

代谢综合征。 身体的一系列代谢紊乱（包括高血压、高血糖、超重、胆固醇和甘油三酯水平异常）会导致人更容易患糖尿病、心脏病和脑卒中

© MFMER

更高。同时存在这两种疾病则可能造成严重的担忧。许多与糖尿病相关的并发症可归因于高血压，高血压也会增加因糖尿病而致死的概率。高血压、糖尿病、高胆固醇血症和烟草使用的综合作用会极大增加患心肌梗死的风险。制订目标以达到最佳的血压水平、血糖水平和血脂水平。患糖尿病和高血压的患者，血压要降低至 130/80 mmHg 以下。如果同时患有肾脏疾病，则医生可能建议设定更低的目标血压（有关血压与肾脏疾病的更多信息请参见下文的"肾脏疾病"）。

改变生活方式有助于降低因糖尿病和高血压所致严重并发症的风险。健康均衡膳食营养，定期有规律的运动，限制酒精的摄入量，戒烟。同时患高胆固醇血症的人对积极管理血脂反应良好。糖尿病前期、空腹血糖升高或肥胖的患者，改变生活方式可以将患糖尿病的风险降低至少一半。药物治疗通常包括 ACEI 或 ARB，它们能保护肾脏，如果同时患有这两种疾病，肾脏受损的风险更高。这些药物的副作用也相对较少。利尿剂、β 受体拮抗剂和钙通道阻滞剂也能用于降低血压和延长寿命。α 受体拮抗剂通常被放在最后，因为它们可能会加重直立性低血压（体位性低

血压），并增加患心力衰竭的风险。通常，需要联合用药治疗以达到设定目标。如果正在服用利尿剂，医生将会通过膳食营养或营养补充剂将血钾水平维持在正常范围内，以降低新发糖尿病的可能性。如果血压得到控制，可以每天服用阿司匹林。

睡眠呼吸暂停综合征

阻塞性睡眠呼吸暂停综合征是一种夜间睡眠呼吸反复停止、开始的睡眠呼吸疾病，这在高血压尤其是难治性高血压患者中比较常见。白天嗜睡、夜间睡眠打鼾伴长时间呼吸暂停均表明可能患有睡眠呼吸暂停综合征。上呼吸道阻塞以及大脑控制呼吸的方式紊乱都会导致睡眠呼吸暂停。尽管肥胖是导致高血压和睡眠呼吸暂停的危险因素，但最近的研究结果表明，睡眠呼吸暂停可独立促成高血压，无论一个人是否肥胖。

有一种观点认为，当睡眠中呼吸停止时，这些暂停会激活交感神经通道，而这也是神经系统中为睡眠而准备的帮助身体应对压力或危险的部分。激活交感神经系统会升高血压。睡眠呼吸暂停也与大脑活动频繁，随后呼吸恢复有关。交感冲动即使在清醒时也被过度激活（这发生在睡眠呼吸暂停的人

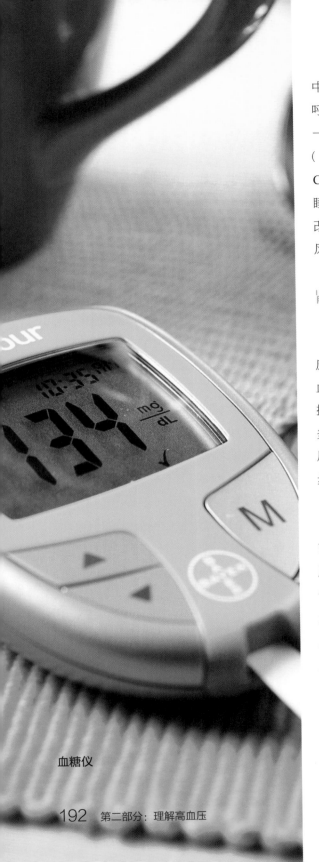

血糖仪

中）可能会导致持续性血压升高。睡眠呼吸暂停综合征与高血压的关系尚需进一步研究。可通过持续气道正压通气（continuous positive airway pressure, CPAP）疗法、减肥和定期运动来治疗睡眠呼吸暂停综合征。这些方法能在改善血压的同时降低患心血管疾病的风险。

肾脏疾病

肾脏在排出体内多余的液体和代谢废物方面起着关键作用，这有助于控制血压，但如果肾脏血管因高血压而受损，这些器官的工作效率可能降低，使多余的液体潴留在循环系统，并使高血压情况恶化。反过来，高血压又会进一步削弱肾脏的功能。

大多数慢性肾脏疾病患者同时患有高血压，肾脏受损越严重，人患冠状动脉疾病的风险就越大，冠状动脉疾病是慢性肾病患者致残和致死的常见病因。最终，高血压会导致肾功能衰竭，在最后阶段必须借助肾透析或肾移植来维持生命。如果因高血压而患上肾脏疾病和心脏病，则需要服药并改善生活方式以防止肾脏和心血管系统进一步受损。在美国，黑人相较于白人更容易因高血压而导致肾脏出现问题。早期治疗高血压是防止肾脏疾病发生的最佳选择。如果患有高血压和肾脏疾病，一般的目标是将血压降低至 130/80 mmHg 以下。一旦血压降低，肾功能的下降也会减慢。如果是晚期肾功能衰竭，最好与营养师讨论可能的特殊膳食需要。肾脏疾病患者在饮食中减少钠的摄入量很重要，因为肾功能受损会加剧体内水钠潴留的情况。降压药物的选择也很重要。利尿剂有助于排出多余液体。ACEI 和 ARB 通常是防止肾脏进一步受损的最佳药物，并且可与利尿剂合用。然而，由于利尿剂具有潜在的副作用，如血钾过高（即高钾血症），因此需要谨慎使用。达到目标血压通常需要联合用药。肾功能衰竭的一个潜在的可逆病因是连接一个或两个肾脏的主动脉狭窄（请参见本书第 7 章），动脉粥样硬化是其最常见的病因。如果对积极的药物治疗反应不足，医生会考虑通过血管成形术、支架植入或外科手术予以扩大狭窄的动脉。

肾动脉射频消融去交感神经术控制高血压是一种用于治疗难治性高血压的新方法，这是一种微创手术，包括使用动脉内导管在动脉内周向两侧肾脏施加射频能量，这会损伤紧绕这些动脉的交感神经系统，改变向大脑发送的信号，从而导致血压持续下降。关于这个手术

的临床研究还在持续进行。然而，针对肾脏去神经支配控制高血压的研究结果表明，它们还不能证实去神经支配能持续降低对降压药物产生抗药性的患者的高血压。

性功能障碍

性功能障碍指性交过程中的一个或几个环节发生障碍，导致不能产生满意的性交所必需的生理反应及快感缺乏。性功能障碍是性行为和性感觉的障碍，常表现为性心理和生理反应的异常或缺失，是多种不同症状的总称，常见的男性性功能障碍主要包括性欲障碍、阴茎勃起功能障碍和射精障碍等。女性性功能障碍的发病率也很高，其中性欲和性高潮障碍最为普遍，有些女性一生中可能从未享受过性高潮。一些证据表明，高血压患者性功能障碍的发病率更高。相较于服用降压药的患者，未经治疗的男性高血压患者更有可能发生阴茎勃起功能障碍（erectile dysfunction，ED）。导致性功能障碍的其他危险因素与导致心脏病的危险因素类似，包括糖尿病、血脂异常、肥胖和缺乏运动。高血压如何影响女性的性功能目前尚不清楚，但高血压有可能影响女性的性生活。高血压会减少流向阴道的血流量。对一些女性来说，这会导致性欲或性兴奋唤起减

少，阴道干涩，或难以达到性高潮。改善性兴奋唤起和使用性生活润滑油会有所帮助。女性与男性一样，也会因性功能障碍和两性关系问题而经历焦虑。无论男性还是女性，在遇到性方面的困难时，都要向医生咨询。

高血压和用于治疗高血压的药物如何影响性功能是一个在男性中备受关注的话题。研究结果表明，在常用的降压药中，噻嗪类利尿剂和 β 受体拮抗剂（特别是非选择性 β 受体拮抗剂）与男性的性功能障碍相关。有性功能障碍相关问题的患者可以选择不影响性功能的降压药物。例如，ACEI、α 受体拮抗剂、钙通道阻滞剂和 ARB。此外，有一些药物适用于阴茎勃起功能障碍的男性

心血管病患者，包括西地那非（伟哥）、他达拉非（希爱力）和伐地那非（莱维特拉）。询问医生是否可以使用这些药物。在开始药物治疗高血压之前，与医生讨论一下当前的性功能问题。另外，一旦开始服用降压药物，切记一定要向医生报告所经历的任何改变。

难治性高血压

大多数高血压患者经过降压药物治疗后，血压都可以控制在正常水平，只是需要时间和不同的药物和剂量的诸多试验，来找到最有疗效的组合配置。但是，如果一直遵照医生的指示，注意体重、坚持运动、服用降压药物，但血压仍然不能降低，该怎么办呢?

这类高血压被称为难治性高血压。难治性高血压（又称顽固性高血压）指在改善生活方式的基础上，应用了足量且合理联合的最佳及可耐受剂量的 3 种降压药物（包括利尿剂）但血压仍不能降低至 130/80 mmHg 以下。但若降压药物并不起作用怎么办呢？很多时候，第一步是尝试不同种类的药物或单一配方用药的不同药物组合。单一配方药物组合复方用药可减少一天所需服用的药片数量，帮助坚持常规用药。特定药物对特定群体的疗效更好。下一步可能是在正在服用的药物的基础上添加第二种药物甚至第三种或第四种药物。联合用药通常比单独用药对血压的影响更大。常见的问题包括利尿剂疗效不足或需要更强有力的利尿剂，如髓袢利尿剂（又称亨氏环利尿剂）。

通常，难治性高血压源于没有改变生活方式来降低血压。如果血压对药物治疗没有反应，请问自己下列问题。

- **是否严格按照处方药物规定服药？** 严格按照医生处方的医嘱服药，否则，可能没有药效。如果觉得药片太贵或者觉得这个药物治疗方案很难遵循，则请去和医生讨论。请积极寻找每天只需服用一次的物美价廉的降压药物。

- **是否已经告诉医生有关服用的所有药物和草药类膳食补充剂？** 很多药物和膳食补充剂（包括非处方药）可能干扰降压药物的药效，它们包括非甾体类抗炎药（NSAIDs）、类固醇药物、感冒药、麻黄类化合物和草药类膳食补充剂（如育亨宾）。

- **是否已经减少钠的摄入量？** 这并不单指用于调味的食盐。即使没有在食物中添加食盐，也可能吃下含钠过多的加工食品，阅读食品包装标签以确定每份食物的钠含量，尽量选择每份包装含钠量低于 200 毫克的食物（有关钠的更多信息请参见第 2 章）。

- **是否过量摄入酒精？** 酒精可以使血压升高，特别是在短时间内摄入大量酒精。药物可能无法克服酒精的影响，酒精会干扰降压药物的作用。保证适度的酒精摄入量。一般来说，大多数男性每天不超过 2 杯（50 毫升），女性则每天不超过 1 杯（25 毫升）。有关酒精的更多信息请参见第 4 章。

- **是否已经认真尝试戒烟？** 像酒精一样，如果经常使用烟草制品，血压就会持续升高。

- **是否超重？** 一般来说，减肥可以降低血压。体重增加仅 5 千克就可以升高血压并使其更难控制。

- **睡眠是否充分？** 睡眠呼吸暂停综合征会升高血压（请参见第 7 章），这种

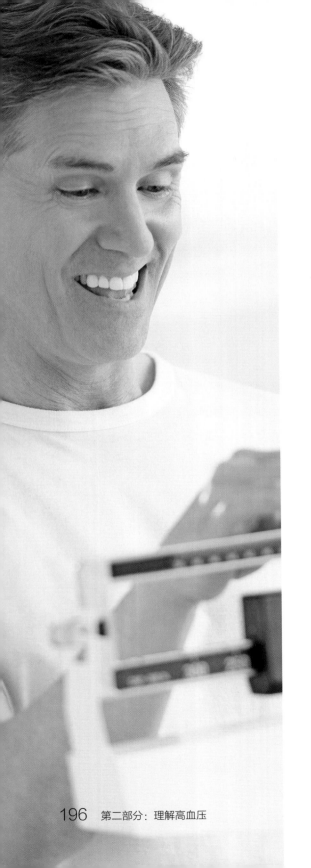

疾病最常发生在老年人身上，缓解睡眠呼吸暂停则可以降低血压。

如果已经考虑了上述所有的可能性，仍然还有其他可能。首先，可能需要考虑加强积极改善生活方式。如果能再多走一个街区，再减掉 0.5 千克，或进一步改善饮食，高血压治疗的疗效可能更好。与医生重新考虑高血压的可逆病因，包括治疗其他疾病的药物、某些膳食补充剂或食物、睡眠呼吸暂停综合征或肾脏异常等疾病。其他选择包括在日常药物治疗方案中增加第四种药物或增加当前的药物剂量。在患难治性高血压的情况下，醛固酮阻断剂可以发挥重要作用。增加剂量可能导致药物产生副作用的风险增加。如果还没有去看高血压专家，则请医生给予转诊。难治性高血压的新疗法目前正在调查研究中。它们包括一组被称为内皮素受体拮抗剂的药物、肾动脉去神经支配控制高血压（见前文"肾脏疾病"）和一种可刺激在调节心率和血压方面起作用的颈部颈动脉特殊部位（颈动脉窦）的植入设备。

总结

要点

+ 妇女和儿童高血压相关的具体问题值得特别关注。
+ 孕期高血压必须密切监测，如果不及时治疗，对孕妇和胎儿都很危险。
+ 儿童高血压通常是其他健康问题的体征。
+ 相较于美国大多数其他族裔的人而言，黑人的高血压似乎更容易在年轻时出现并可导致更严重的并发症。
+ 当高血压伴有其他并发症（如糖尿病、高胆固醇血症、心血管疾病、脑卒中或肾脏疾病）时，积极治疗很有必要。
+ 不要满足于控制不佳的高血压，与医生合作以达到治疗目标。

专业名词术语表

α **受体拮抗剂**：一种可以放松肌肉并帮助保持小血管开放，通常与其他药物一起处方服用的降压药。

β **受体拮抗剂**：一种能与 β 肾上腺素受体结合从而拮抗神经递质和儿茶酚胺对 β 受体的激动作用，并限制可升高血压和心率的肾上腺素活性的药物。

B

斑块：脂肪细胞和其他物质沉积在血管内壁，导致动脉缩窄、不灵活并阻塞血流。

D

代谢综合征：身体的一系列代谢紊乱的病理状态，是导致糖尿病、心脑血管疾病的可改变的疾病危险因素，包括高血压、高血糖、超重、高甘油三酯血症和高密度脂蛋白胆固醇（HDL-C）水平降低。

胆固醇：在血液和细胞中的脂质或类似脂肪的物质，长期高胆固醇血症的人患心脏病的风险更大。

低钾血症：由血液中钾含量低于正常水平导致的疾病。

低密度脂蛋白胆固醇（LDL-C）：也称"坏胆固醇"，一种过量时会沿动脉壁积聚沉积并阻碍血液流动的胆固醇。

低钠血症：由血液中钠含量低于正常水平导致的疾病。

动脉：把含氧血液由心脏运送至身体各处其他组织的血管，其内部压力较大，血流速度较快，并可随心脏的收缩和血压的高低而产生明显的搏动。

动脉硬化：一种动脉非炎症性疾病。可使动脉管壁增厚、变硬、失去弹性，管腔狭窄有时会干扰血液循环。

动脉粥样硬化：动脉内壁脂肪沉积的集聚堆积，导致斑块形成并导致血管缩窄阻碍或阻断血流的一种疾病。

短暂性脑缺血发作（TIA）：一种类似脑卒中事件。由于血液凝块等物质暂时阻塞血管而引起的颅内血液供应短暂中断不到 24 小时。不同于脑卒中的是，短暂性脑缺血发作的体征和症状通常不到 24 小时就完全自行消失，不留任何后遗症。

F

肺动脉：将缺氧血液从心脏右心室输送到肺部的主要血管。由于肺动脉连接着输送静脉血的右心室，所以肺动脉虽然是动脉，但是它输送静脉血。

肺静脉：将含氧血液从肺部输送回心脏的血管。

副交感神经系统：自主神经系统的一个主要分支，可以减慢心率、放松胃肠道和增加腺体活动，大部分活动是自动的和非自主行为。

G

钙通道阻滞剂：一种作用于心脏和血管中的钙通道并阻止细胞外的钙离子流入细胞以影响细胞功能从而降低血压的降压药。

高钾血症：血液中钾含量高于正常水平

导致的疾病。

高密度脂蛋白胆固醇（HDL-C）：也称"好胆固醇"，一种被认为有助于防止血管里脂肪沉积的胆固醇。

高钠血症：血液中钠含量高于正常水平导致的疾病。

高血压：血液以异常高的剪切应力被泵入身体的疾病。

冠状动脉：供给心脏血液的动脉。

冠状动脉疾病：也称冠心病，指一条或多条冠状动脉缩窄或阻塞导致冠状动脉供血不足。

冠状血管：与心脏血管相关。

H

毫米汞柱（mmHg）：血压的单位。

J

基因遗传：基因和遗传特征由亲代传递给后代。

钾：一种有助于控制心律并且对神经系统

和肌肉功能而言很重要的人体必需矿物质。人体的钾含量不能过高也不能过低。

交感神经系统： 自主神经系统的一部分，可以增加心率、收缩血管和降低胃肠消化功能，大部分活动是自动的和非自主行为。

颈动脉： 位于头颈部，向大脑输送血液的主要动脉。

颈静脉： 在颈部将血液从大脑和头部输送到心脏的静脉，主要作用为调节血管系统容量。

静脉： 把缺氧血液带回心脏的血管，静脉中的剪切应力往往很低。

静脉性： 与静脉相关。

K

抗高血压药： 也称降压药，是所有用来控制高血压的药物的统称。

L

利尿剂： 有利于增加尿液排出体外的药物，通常是患有液体潴留疾病（如高血压和充血性心力衰竭）患者治疗策略的

重要组成部分。

M

脉压： 收缩压与舒张压的差值。高脉压意味着患心血管疾病和脑卒中的风险可能增加。

毛细血管： 连接小动脉和小静脉间的细小血管，形成了遍布全身的错综复杂的网络，也称终末血管床。

N

钠： 一种有助于维持人体内体液平衡的矿物质。

脑卒中： 由于脑部血管突然破裂或因血管阻塞导致血液不能流入大脑而引起脑组织损伤的一组疾病，包括缺血性脑卒中和出血性脑卒中。

P

葡萄糖： 也称血糖，是一种碳水化合物，也是人体的主要能量来源。

Q

去甲肾上腺素： 肾上腺素去掉 N- 甲基

后形成的物质，在化学结构上也属于儿茶酚胺。它既是一种神经递质，也是一种激素，由肾上腺髓质合成和分泌，但含量较少，当身体压力较大时，这种激素会加快心率和升高血压并影响其他身体功能。

醛固酮：肾上腺分泌的一种用来促进肾脏调节体内水钠平衡的皮质醇激素。

S

上腔静脉：将头部、手臂的血液回流到心脏的大静脉。

肾上腺素：由人体分泌的一种激素，帮助身体为应对危险或压力做好准备，可加速呼吸和心跳，升高血压。

肾素抑制剂：一种减少血管紧张素 Ⅱ（强烈的血管收缩剂和醛固酮释放激活剂）生成的药物。

收缩期：心动周期的一个阶段，其中心肌挤压（收缩）射血将血液从心脏左心室射到主动脉，随后进入舒张期。

收缩压：在收缩期由心肌收缩产生的最高血压值被称为收缩压，在血压读数中列示为第 1 个数字。

舒张期：心动周期的一个阶段。在此阶段，心肌放松舒张，血液从心房（上面腔室）流入心室（下面腔室）并被泵出心脏、流入主动脉。

舒张压：当心肌放松舒张时，动脉血管弹性回缩，主动脉压下降，在心脏舒张末期动脉血压处于最低值被称为舒张压，在血压读数中列示为第 2 个数字。

水肿：皮肤及皮下组织间隙体液潴留导致的局部或全身肿胀。

T

糖尿病：一组以高血糖（葡萄糖）为特征并可导致心脏、血管、肾脏和神经严重损伤的慢性代谢性疾病。

听诊器：一种用来收集和放大身体发出的声音（如血液流过动脉的声音）的仪器。

W

危险因素：增加疾病或死亡发生概率的因素。

下腔静脉：收集下肢盆部和腹部静脉血液回流到心脏的大静脉。

心动周期：心脏从一次心跳开始到下一次心跳开始，心血管系统所经历的一系列事件的过程。

心房：心脏内部上面的左右两个腔室接收静脉回流血液，心房是贮血器，起辅助泵的作用。

心肺功能：心脏泵血及肺部吸入氧气的能力，两者的能力又直接影响全身器官及肌肉的活动。

心肌：心脏室壁上的肌肉组织。

心肌病：由不同病因引起的心脏机械和电活动异常，表现为心室肥厚或扩张，并损伤心脏泵血能力的疾病。

心肌梗死：一条或多条冠状动脉阻塞导致流向心脏的血流中断，引起心肌缺血缺氧导致部分心肌坏死。

心力衰竭：由于心脏增大、衰弱，心肌不能泵出足够的血液来满足身体需要。

心律失常：心脏活动的起源和（或）传导障碍导致心脏跳动的频率和（或）节律异常。

心率：每分钟心跳（心脏收缩）的次数，可能基于个体需要的氧气不同而有所不同。

心室：心脏内部位于心房下面的两个主要泵血腔室，左心室与主动脉相连，向身体泵送饱含氧气的血液，右心室与肺动脉相连，向肺部泵送缺氧血液。

心输出量：心脏在一分钟内泵入循环系统的血量。

心血管：与心脏和血管相关。

心血管系统：也称循环系统。由心脏、动脉、静脉、毛细血管和淋巴系统等组成。将富氧血液、营养物质、激素等供给器官组织，又将这些组织的代谢废物排泄出体外，以保持机体新陈代谢和维持正常生命活动。

心脏病学：研究健康与疾病状态下心脏及其功能的学科。

心脏性：与心脏或位于心脏附近相关。

血管加压素：收缩血管、升高血压的药物。

血管紧张素Ⅱ：一种强烈的血管收缩剂（缩窄剂）和肾上腺皮质醇类激素醛固酮释放的激活剂。

血管紧张素Ⅱ受体拮抗剂（ARB）：一种通过阻断血管紧张素Ⅱ受体从而降低血压的降压药。相较于血管紧张素转换酶抑制剂，这种药物影响血管紧张素Ⅱ的一个不同阶段。

血管紧张素转换酶抑制剂（ACEI）：一种通过抑制血管紧张素转换酶的活性来破坏血管紧张素Ⅱ的形成，从而降低血压的降压药。

血管扩张剂：能直接扩张小血管平滑肌或通过作用于肾上腺素能受体而扩张（舒张）血管的药物。

血管性：与血管相关。

血压：保持血液在体内持续循环流动的力量。压力是由于心脏的泵血作用施加在动脉壁面的剪切应力大小。

血压的钠敏感性：某些人对钠摄入量的反应敏感，这可能导致液体潴留和血压升高。

血压计：测量收缩压和舒张压的设备。

循环系统：与心脏和血管（如动脉和静脉）及血液循环有关的分布于全身各处的连续封闭的管道系统。

Z

杂音：用来描述当听诊器被放在缩窄的动脉血管上时听到的血液湍流的声音，这种湍流被称为杂音。

脂质：血液和细胞中的脂肪或类似脂肪的物质（如胆固醇）。

直立性低血压（体位性低血压）：由体位改变或长时间站立发生脑供血不足而引起的收缩压显著下降，可能导致头晕目眩或晕厥。

主动脉：它是人体内最粗大的动脉。从心脏的左心室发出接收来自心脏左心室的血液，并供血给全身的循环系统。

主动脉瓣：位于心脏左心室和主动脉之间抑制射入主动脉的血流回流入左心室

的瓣膜，形态学上类似于肺动脉瓣。

子痫前期（先兆子痫）： 妊娠晚期（怀孕 20 周以后），出现血压升高和肾脏损伤体征（蛋白尿），并可出现头痛、眼花、恶心、呕吐、上腹不适等症状。

自主神经系统： 人体神经系统的非自主行为一部分，调节控制基本的如心率和呼吸等。